给男人的养生清单

吴 言 编著

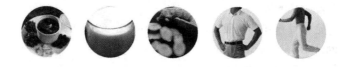

中国医药科技出版社

内容提要

该书是专门为中年男性打造的保健养生读本，结合传统中医养生理念和现代的科学健身方法，从中年男性的需求和特点出发，梳理、整合中年男性常见的一些疾病烦恼，如颈椎病、静脉曲张、腰背疼痛等，介绍多种养生小办法、食疗小偏方，轻轻松松做到未雨绸缪，为生命积蓄能量。本书内容实用性强，方法简单易操作，为中年男性读者提供了全面可行的养生计划。

图书在版编目（CIP）数据

给男人的养生清单／吴言编著．—北京：中国医药科技出版社，2016.1

ISBN 978－7－5067－7892－3

Ⅰ.①给… Ⅱ.①吴… Ⅲ.①男性－养生（中医）

Ⅳ.①R212

中国版本图书馆 CIP 数据核字（2015）第 264393 号

美术编辑 杜 帅

版式设计 李 雯

出版　中国医药科技出版社
地址　北京市海淀区文慧园北路甲 22 号
邮编　100082
电话　发行:010－62227427　邮购:010－62236938
网址　www.cmstp.com
规格　710×1020mm$^1/_{16}$
印张　15.5
字数　152 千字
版次　2016 年 1 月第 1 版
印次　2016 年 1 月第 1 次印刷
印刷　北京中印联印务有限公司
经销　全国各地新华书店
书号　ISBN 978－7－5067－7892－3
定价　35.00 元
本社图书如存在印装质量问题请与本社联系调换

前言

步入中年，男人在事业上春风得意、渐入佳境，但是身体这个"硬件"似乎不像之前那般"好用"了。俗话说"男人四十一道坎"，步入四十大关后，很多男性都被不期而至的精力不济、性欲低下等问题困扰。专家也表示，这一时期的男性承担着更多的家庭和社会责任，但唯独没有承担起自己的健康重任。男性健康一般分为两个部分，一个是"大"健康，也就是身体整体的健康状态，包括血压、血糖是否正常，全身各组织系统是否协调工作等。另外一个是"小"健康，即男性特有的问题，其中包括前列腺疾病、性功能低下以及男性性激素缺乏等。

世界卫生组织调查显示，男性的心脏比女性更为脆弱，中国男性出现心脑血管疾病的概率是女性的两倍多。同时，临床专家发现，男性肠胃也比女性更为脆弱，15~50岁的男人，患肠胃病的概率是女性的6.2倍。另外，频繁的社交让男人极易感染各种肝炎病毒，酒桌上推杯换盏更是带来不可逆转的肝损伤。再加上随着年龄逐渐增大，前列腺功能也开始下降，给男性健康带来巨大的隐患。

在关心自身健康方面，男性往往表现得比较迟钝。中国80%的重症男性患者在检查中承认，由于长期忽视健康小问题，所以导致身体透支严重。为此本书从多个角度为您详细解读关于中年男性的养生之道，包括养生意识、运动保健、饮食疗法、中医妙招、生活细节等方面，并对生活中常见的男性困扰提出了实用性的指导。可以说，本书为广大中年男性提供了一个简单而全面的保健计划，理论和实践相结合，其中包括很多有益健康的食谱配方以及一些改善疾病症状的生活方式，手把手教您如何保养身体，如何保持男性魅力。本书贯穿了传统中医学中对中年男性保健的独到认识，包括食疗和中医药治疗，为您一一道来保持中年健康的秘诀。您将会从本书中获得保持健康的良好建议以及对一些中年男性常见疾病的预防和改善。同时也希望这些知识能让您保持强劲、充满活力、养精蓄锐去迎接人生的各种挑战和未知。

编　者

2015 年 11 月

目录

1

第三章

运动的男人最年轻

第四章

男人四十的五脏保养法

第五章

延年益寿的中医小妙招

第六章

生活细节，你的健康小帮手

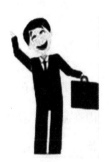

PART ONE 第一章

男人四十，树立养生意识

辨清体质才好养生

很多人说："我又不是医生，我怎么知道自己是什么体质呢？"其实，要辨清自己的体质是有法可循的，"有诸内必形诸外"，一个人的内在会通过多种途径向外散发出来。比如体态、肤色、说话语气、精神状态，甚至是脾气秉性等，这些都是你内在作用于"形"的表现。由此，我们也就能够通过对外形的自测而了解自己是什么体质。

自测体质

辨别自己的体质主要是从面色、眼目、口鼻、精神状态、饮食、大小二便、舌脉等特征方面进行，同时，心理特征也适当辅助。

1. 平和质

形体特征：体形匀称健壮。

常见表现：肤色均匀光滑，头发稠密有光泽，眼睛清亮。鼻色明润，嗅觉通利，唇色红润，无口气。不容易疲劳，精力充沛。对于外来的寒热均有较好的耐受力，睡眠良好，胃口好。大小便正常。舌头颜色淡红，舌苔薄而白，脉和而有神。

健康状况：平时少患病。对外界环境的适应能力强，无论是自然环境还是社会环境。

2. 气虚质

形体特征：肌肉不健壮。

常见表现：声音低沉、懒言少语，容易感到疲乏，精神不振，出汗较多。舌头呈淡红色，舌质胖大，边缘有齿痕，脉象虚缓。生活中经常头晕、健忘。有的人大便正常，有的人则大便稀烂，总感觉"没拉完"。小便次数偏多。

健康状况：体质虚弱，容易感冒，不耐受来自外界环境中的寒邪之气，容易罹患内脏下垂、虚劳等病。此类人群多性格内向，情绪不稳定。

3. 阳虚质

形体特征：形体白胖，肌肉不健壮。

常见表现：畏寒怕冷，手足不温，喜欢吃热食，精神不振，容易犯困。舌头颜色偏淡，湿润胖大，边缘有齿痕。脉象沉迟微弱。这类人群多面色柔白，有些黑眼圈严重，唇色淡，头发易脱落。大便多稀烂，少量多次，尿则清长。睡觉常呈虾状。

健康状况：不耐受外界的寒邪湿气，耐夏不耐冬。因此发病多为寒证，容易出现痰饮、肿胀、腹泻等不适感。此类人性格多沉静、内向。

4. 阴虚质

形体特征：体形瘦长。

常见表现：这种体质又称"燥红质"。手足心热、较易口干口涩，爱喝冷饮。鼻腔偏干，鼻涕少。大便干燥，舌头淡红，舌苔少。有些人还会面色潮红，眼睛干涩。皮肤偏干燥，因此也更容易产生皱纹。部分人会出现眩晕耳鸣，睡眠质量差的情况，脉象细弦而数。

健康状况：此类体质与阳虚体质者恰恰相反，不耐受燥热邪气，容易出现阴亏燥热的症状。此类人多性情急躁，性格外向，活泼好动。

5. 痰湿质

形体特征：体形肥胖，尤其表现为腹部肥胖松软。

常见表现：肌肤发油，汗水多且黏，容易胸闷，痰多。部分人面色表现较为暗淡，眼圈有浮肿现象，容易困倦。舌头胖大腻滑，嘴里常有黏、发腻、发甜的感觉。爱吃甜食和肥腻食物。大便正常或者略稀烂，小便量不多或者颜色稍微有些浑浊。脉象滑。

健康状况：此类体质的人不耐受梅雨季节以及湿润的环境，容易患糖尿病、中风、胸痹等疾病。此类人性格温和、稳重，多善于忍耐。

6. 湿热质

形体特征：形体偏胖或者很瘦。

常见表现：皮肤发油，容易生痤疮和粉刺。舌头色红，舌苔黄腻，容易口苦口干，身体容易疲倦。有些人则会感觉心烦意乱、精神不振、大便干燥硬结，小便短而颜色发深，有些男性的阴囊显得比较潮湿。脉象多滑数，显得急促。

健康状况：此类体质的人不耐受湿邪之气，尤其是在夏末秋初，湿热交蒸，容易发病。此类人易患痤疮、火疖，常长疙瘩，火热之证明显。性格急躁易怒。

7. 瘀血质

形体特征：形体消瘦。

常见表现：肤色灰暗并伴有色素沉着，较易出现瘀斑和疼痛感。唇色发紫偏暗。舌头容易出现片状瘀斑，脉象细涩。部分人眼眶暗黑，鼻子暗滞，头发有脱落迹象，皮肤发干。

健康状况：此类体质的人不耐受外界环境中的风寒邪气，因此容易患出血、中风、胸痹等疾病。此类人心情容易烦躁，急躁健忘。

8. 气郁质

形体特征：瘦者居多。

常见表现：有部分人群表现为胸部有胀痛感或者有疼痛游走感，经常唉声叹气，或是总觉得咽喉不舒服，有东西梗着。生活中睡眠较差，食欲不振，健忘，大便多发干，小便正常。舌头颜色淡红，舌苔薄而白，脉象弦细。

健康状况：此类体质的人对精神刺激的适应能力较差，性格内向不稳定，抑郁脆弱，敏感多疑，平时总是苦着脸，表情郁闷不开心。生活中不喜欢阴雨天气。

9. 特禀质

形体特征：有先天生理性缺陷，外形畸形，也有正常的情况。

常见表现：遗传性疾病有垂直遗传，家族共同特征等，胎传性疾病为母体影响胎儿个体生长发育以及相关疾病特征。

健康状况：因疾病各有不同，对外界环境的适应性很差，尤其是过敏体质者，容易患花粉症。遗传疾病包括血友病、先天愚型等。胎传疾病包括胎热、胎赤、胎痫、胎弱、发育迟缓等。季节变化可诱发宿疾。

平和体质是最健康的体质

《黄帝内经·素问·调经论》中提到："夫阴与阳，皆有俞会，阳注于阴，阴满之外，阴阳匀平，以充其形，九候若一，命曰平人。"通常情况下，平和体质是人体最健康的体质。平和体质者身体肥瘦匀称，不需要刻意节食、减肥。另外，平和体质者身体很棒，不需要今天用健胃消食片，明天用"开胃汤"来促进食欲。他们毛发润泽，目光有神，皮肤细腻、不干不油、不长痘痘，不需要花大量的钱去购买昂贵的化妆品，每天随意洗脸，涂抹最简单的化妆品就可以。而且这类人性格开朗，社会和自然适应能力强，很受大众欢迎。有些人会问，我经过后天保养和调理，能不能变成平和体质？理论上来说，体质是与生俱来的，不能完全转化。平和体质虽然称得上"完美"，但这并不是说其他体质类型就不能获得健康。只要我们注意顺应体质，合理养生，让自己保持在一种平衡的状态中，不失偏颇，同样会健康长寿，只是需要比平和体质者多费点心思而已，所以不必刻意追求平和体质。

上述为大家普及了一些体质养生的内容，包括体质的分类、体质养生的指导思想以及自我判定体质的方法等，使大家在对体质养生有一个大致、初步的了解基础之上，再结合现实生活，从日常的饮食、运动、经络、情绪等方面进行保健养生。体质因人而异，应学会合理调养，辨证看待，为保持体质的平衡而努力。

警惕身体的"信号灯"

人的身体就像一台配置精密的仪器，当它出现问题时，我们却不能像拆仪器一样将其拆开看看里面到底发生了什么故障，更多时候只能借助一些表象来推测里面的情况，从而找到疾病的"蛛丝马迹"。特别是在危及生命的情况下，身体甚至会拼命地向我们发出"求救"信号。如果处理不及时，就很有可能造成无法挽回的后果。

生活常见的不适症状

1. 头痛欲裂，警惕脑出血

大部分的人都有过头疼的症状，但是有几种类型的头疼却不那么稀松平常，若不及时进行救治，是很有可能危及生命的。专家表示，如果人体头痛剧烈，同时伴有偏瘫或意识障碍的情况，很有可能是高血压脑出血的信号，尤其是有高血压病史的人群，更应提高警惕。如果突发头痛，并且伴有极其剧烈的胀痛感或是爆裂样的疼痛，以及有呕吐现象出现，则应马上意识到可能是蛛网膜下腔出血，要立即就医。如果患者出现意识障碍，最好保持平卧，同时将头部转向一侧，以避免呕吐物引起窒息，为抢救赢得时间。如果出现呼吸、心搏骤停的现象，则需要用人工呼吸和胸外按压相结合的方式进行急救。

2. 巨石压胸，预防心梗

"当胸部出现剧烈的紧缩感或是压榨性的疼痛时，不排除以下三种情况：一是急性心肌梗死，二是主动脉夹层，三是肺动脉栓塞。"这是某著名医院心血管内科的主任说的。尤其是高血压、高血脂、糖尿病等患者出现上述疼痛，更应高度重视。如果是有心血管疾病病史的患者，在服用一片硝酸甘油或是速效救心丸20分钟后，症状仍未缓解，则有可能是急性心梗，应及时就医。若能在一小时内疏通血管，也就基本抓住了心梗的黄金抢救期。患者不了解自己病情的情况下，切勿随意吃药，以免加重病情。专家同样表示，家属最好不要自己开车送患者就医，在等待救护车的期间，让患者保持平躺姿势。如果某些心梗患者躺不下来时，可采取半坐位，靠在床上。

3. 腹痛如刀割，小心胰腺炎

危及生命的腹痛一般有两类。第一类是外伤引起的腹腔内脏破裂，伴随内脏的大出血，人体会陷入休克。这种情况下，我们一般是通过腹痛的范围来判断患者的受伤程度。如果腹痛只出现在局部，那说明内脏还没有完全破裂，或是膜下出现了血肿，生命暂时不会有危险。如果是大面积的腹痛，则可以判断脏器已经全部破裂，血液已斥满腹腔。这种情况下，患者会直接休克，甚至有生命危险。这类型的腹痛是持续性的，不可能通过休息或更换其他体位得以缓解，并且有逐渐加重的趋势。

另外一种是基础疾病引发的腹痛，如胆结石、胆囊炎。这类疾病的发病症状为腹痛，同时伴有发烧、黄疸等。这种情况很危急，如果不能在 48 小时内得到有效救治，死亡率会超过 50%。因此，专家建议有这些基础疾病的患者要积极治疗，以防病势扩大。

除此之外，人体食用了某种过敏的东西，或是有毒的食物，也会导致急性腹痛。有些人不知道自己对某些药物，如阿莫西林有过敏史，因而误服导致出现腹痛、面色苍白、心率加快、呼吸困难等不适感。过敏性休克的死亡概率是非常大的，同时还会伴随出汗、意识模糊等症状，面对这种情况最好立即就医，以防威胁生命。如果是误服了某些有毒食物，如蘑菇等，也很容易出现腹痛、腹泻、恶心、呕吐等不适症状，最好立即就医。不过，在等待救护车到来的同时，可以先自行催吐。方法是：人体保持侧卧或俯卧姿势，面部朝下，同时用一定的刺激物，如手指、勺子、筷子等压住舌根，从而刺激咽喉，进行呕吐。如果是因为暴饮暴食、酗酒等出现的腹痛，而且疼痛部位主要集中于肚脐向上一点的位置，人体有坐立不安之感，程度剧烈如刀割，并且病情没有减缓趋势，甚至累及腰背，当人体保持弯腰姿势时，疼痛会有所缓解，这种情况多是急性胰腺炎。若救治不及时，还会出现一系列威胁生命的并发症。

4. 便血，消化道在预警

一般情况下，咯血是肺部疾病的警示，生活中常见的可能导致咯血的疾病有：肺炎、肺结核、支气管扩张、肺癌等。呕血及便血则可能是消化系统异常的征兆。口中呕血可能是消化性溃疡、急性胃黏膜损伤，甚至胃癌的表现。大便带血多是消化道出血的征兆，较为普遍的有食管或胃内的静脉曲张、胃或十二指肠溃疡性出血，严重者甚至会危及生命，另外，还有些应激因素的出血，如急性胃黏膜病变等。而小便出血，则有可能是泌尿系统出现了问题，假如尿液颜色像浓茶般，则有可能是肾脏、输尿管、膀胱或尿道等器官发生了病变。而病变的类型多为炎症、结石、结核或肿瘤。如果出现这种情况，最好马上就医，以防延误病情。专家表示，上消化道出血时，大便颜色多为黑色，假如是像柏油一样漆黑，则表明出血量很大。下消化道出血，小便颜色多为暗红色，但下消化道出血占便血的比例相对较低，仅为上消化道出血的10%左右。

5. 高烧不退提示多种疾病

每个人的正常体温略有不同，一般情况下，腋窝体温超过37.4℃时，就可定为发热，超过39℃则可定为高热。普通感冒所引起的发烧，随着药效发挥或病情减弱，体温会逐渐降下来。但是如果高烧持续时间较长且没有消退的趋势，高温的温度变化不超过1℃时，就需要引起警惕了，可能是结核病、免疫性疾病、感染性疾病甚至肿瘤的预警。临床医师表示：夏季人体容易产生高热症状，多见于中暑及夏季传染病。中暑的典型症状就是发烧、身体发烫，并且无法用退烧药得到缓解。一般中暑发热的温度在38℃左右，如果此时不引起重视或是治疗不及时，可能很快会发展为体温超过39℃的重度中暑，进而导致热射病，侵犯人体的神经系统和心血管系统，严重者甚至还会出现昏迷现象。

通常情况下，夏季中暑可通过冰敷降温的方法进行处理。如果患者进行过剧烈运动，汗液大量流失，可适当补充些生理盐水来补充身体电解质。如果不是由于汗液大量流失引起的中暑，则应注意通风和散热。

当身体出现高热反应并持续不减时，应立即就医。需要我们注意的是，夏季中暑最好以预防为主，人体一旦受到暑热侵袭，不仅非常难受，还有可能会造成严重的后果。

睡梦中的声音可能是疾病信号

睡眠可以说是人体一天中最重要的生理活动。忙碌的一天结束之后，身体需要通过睡眠来"休养生息"，为第二天的生活做好准备。因此，睡眠质量的高低直接影响着我们第二天的工作和生活。睡眠质量高的人，第二天精神抖擞；睡眠质量低的人，总是显得无精打采。而且生活中有很多人在睡眠中会发出一些声音，这些声音虽然无伤大雅，有时候却是某些疾病的预示。

1. 说梦话

很多人都有过类似的经历，晚上睡着的时候说梦话，第二天醒来后毫无记忆。专家表示，人体在睡眠状态时，如果脑部神经处于异常状态，或紧张兴奋或疲劳衰弱，容易造成人体在睡梦中不自主地说一些话。

要想改善说梦话的现象，专家建议要"内外兼修"。一方面要缓解白天的工作压力，同时还要改善夜晚的睡眠质量。加强锻炼无疑是很好的减压方法。适当的体育运动不仅可以释放压力，调整心情，还可以促使身体健康运作。工作间隙多做深呼吸，能够有效缓解神经紧张。改善睡眠质量要从晚饭后开始，期间不要进行剧烈运动，不要吃过于油腻或者辛辣的食物，因为此类食物不仅不利于肠胃消化吸收，还易导致肥胖。另外，睡眠环境也是一个重要方面，床最好布置成让自己感觉舒服的状态。睡前放一些舒缓的音乐，看看颐养性情的文章，有助于进入睡眠状态。

2. 磨牙

很多人在睡觉的时候出现过磨牙现象。长期磨牙不仅妨碍他人休息，对自己的身体也是有害无益的。一般情况下，人在睡梦中磨牙有三种原因，一是工作压力过大；二是肠胃不适，通常晚上磨牙，白天还会伴随出现消化不良的现象，因此，人体夜晚磨牙严重时，最好关注一下自己的肠胃系统；三是内分泌失调，这一点在女性中表现尤其明显。临床医师表示，身体内分泌失调会导致皮肤出现暗斑、痤疮等，同时也会产生磨牙多梦的症状。

对于如上情况，专家表示，生活中调整好生活作息规律，不要使身体过于疲劳，同时还要避免情绪过于激动。研究证明易激动的人群磨牙的次数更多。睡前做好放松工作，不要带着情绪上床。

3. 打呼噜

很多人在睡觉的时候习惯性打呼噜，这主要是因为人在睡梦中，咽喉肌肉处于收缩状态，气流经过时会带动肌肉震动，从而发出呼噜声。打呼噜常被人忽视，但是，其带来的负面影响不可小觑。打呼噜又称为呼吸反复暂停综合征，试想一下，我们在睡眠中呼吸暂停是多么危险的事情，很容易造成大脑缺氧。而脑部缺氧所带来的危害很明显，首当其冲就是高血压、心律失常、心绞痛等疾病的产生，严重者甚至会在睡梦中猝死。

针对睡觉打呼噜的情况，专家建议，在睡觉之前不要做剧烈运动。选择适合自己的枕头。平常生活中要控制体重，保持健康身材。

从以上我们可以看出，睡眠中的一些声音有可能是身体发出的疾病信号，如果发现应引起高度重视，及时去医院检查身体，找到病因，对症下药。日常生活中要调整好自己的心情，保持良好的生活习惯。良好的作息时间和饮食习惯才是科学的养生之道。

身体虚弱的四个征兆暗示疾病

我们每个人都生过病，都知道生病的时候身体多难受。试想一下，如果你的身体长期处于某种生病的状态，它对你会造成多么大的危害。

1. 感冒总不能痊愈小心鼻咽癌

专家指出，鼻咽癌初期症状并不明显，因此很难在早期就被发现。如果人体出现莫名其妙地流鼻血或是身体总出现一些感冒症状，如流鼻涕、咳痰等，喝药的效果也不明显，那就要有所警觉了，最好尽快去医院做检查，很有可能是鼻咽癌。如果因为淋巴肿大而造成鼻塞或影响视力时，大多已经是中、后期了。

2. 腰疼有肿块提防肾脏癌

肾脏位于人体的后腹腔，空间较大，与之有关系的疾病并不容易被发现。专家提醒，如果血尿，同时伴有腰部疼痛、腹部肿块感明显时，就要小心肾脏癌了，最好尽快到医院做进一步检查。总吃止痛药或是有染发习惯的人，是肾脏癌的高危人群，建议这类人群定期接受尿液检查及超声波检查。营养专家提出，染发对人体的影响非常大，不仅会引发肾脏癌，也有可能促使膀胱癌发作。这主要是因为染发剂会透过泌尿系统来代谢，经常染发的话，毒素就会长期堆积在肾、膀胱等部位，日积月累，非常有可能促使细胞发生病变。

3. 久咳不愈警惕肺癌

许多人发现自己出现了咳痰带血、胸痛、吞咽困难等症状而去医院检查时，发现已经是肺癌晚期了。尤其是吸烟者，久咳不愈，要及时到医院做相关检查。

4. 体重突然下降可能是胰腺癌

临床医师指出，如果人体出现上腹闷胀，或是持续出现莫名其妙的腹痛甚至放射到背部时，就要引起注意了。如果去医院做了胃镜或肝胆超音波后，发现都没有任何异样，而且在没有节食的情况下，体重呈现下降趋势，就要警惕胰腺癌了。

男性更年期如何养生

男性更年期，又名男性更年期综合征。一般男性到了 50 岁以后，雄性激素分泌会减少，尤其是睾酮的分泌会减少，这种由于体内荷尔蒙分泌的变化而引起的系列病理变化及临床症状，甚至是身心障碍，就是所谓的男性更年期，在医学上称为中老年男子雄性激素部分缺乏。有许多的名词都被用来描述男性的这个阶段：男性停性期、男性阳衰期、男性乏性期、男性性衰期以及男性更年期。根据调查发现，将近一半的男性在 40 ~ 70 岁期间会因为睾酮部分缺乏而经历更年期的一系列症状。

如何自测男性更年期

男性更年期的到来多数时候与睾丸功能退化密切相关。我们知道，睾丸的退化及萎缩过程多是缓慢而渐进的，睾丸的萎缩、睾酮的分泌减少，反过来刺激垂体的分泌功能增加，萎缩的睾丸对促性腺激素的反应降低，从而导致体内性激素的调节功能失衡。与此同时，还伴有性激素分泌减少的情况，不过，精子的生成过程并不会在更年期就完全消失。

男性更年期出现的时间很不一致，一般从 40 岁开始，就已经显现，高发时段为 55 ~ 65 岁。临床表现也轻重不一，轻者无碍于正常的生活和工作，甚至都无所察觉，而症状较重者，常常感觉郁闷痛苦，严重影响正常的生活秩序。

男性进入更年期，通常会有如下变化，可以以此作为检测自己是否已经进入更年期的依据。

1. 精神症状

主要是指性格情绪方面的改变，如情绪低落、多愁善感、郁郁寡欢，或是精神紧张、神经过敏、喜怒无常，喜欢胡思乱想、捕风捉影等。

2. 自主神经功能紊乱

主要是指心血管系统方面的变化，如心悸失眠、血压波动大、头晕耳鸣、烘热汗出；有的则表现为胃肠道不适的症状，如食欲不振、胃脘胀痛、大便不正常；有的人出现神经衰弱的表现，如少寐多梦、记忆力减退、健忘、反应迟钝等。

3. 生殖能力障碍

男性常见的生殖障碍有性欲减退、阳痿、早泄、精液量少等。

4. 形体变化

中年男性多开始"发福"，全身皮肤开始松弛，皮下脂肪比以前更丰富，肌肉不再紧致结实，身体变胖，显出"富态"。

男性更年期的几大症状

1. 肌肤粗糙

人体最初的皮肤老化是从脸部的皱纹开始的，然后向颈部、双手、双脚扩散，进而全身的肌肤日渐松弛和下垂。这种现象是由体内的脂肪与弹性组织逐渐减少所导致的。

2. 心血管硬化

随着年龄逐渐增长，人体的心脏会时常伴有肥大及心内膜增厚的现象，专家表示，这可能是因为心脏结缔组织增加，类脂质沉积以及心脏各瓣膜和其他结构钙化所引起的。与此相伴而生的是心脏血管弹性下降、变硬甚至出现动脉硬化的状况，进而由于血管变窄导致其他疾病陆续出现。这种心血管调节的失常，使得男性有时会像孩子一样浑身发热，晚上睡觉踢被子，燥热不安，甚至还会产生头痛、眩晕、心悸等不适感。

3. 消化功能衰退

随着年龄的增长，人体消化道平滑肌的纤维及腺体会呈现萎缩的趋势，胃黏膜也会随之变得单薄而脆弱，同时，结肠及胃腔会慢慢扩大，失去弹性。因为这些改变是逐渐发展的，因此，人体在大多数时候并没有太大的感受，期间如果不注意饮食节制和卫生，很容易将这一过程提前，从而诱发消化道疾病。

4. 泌尿器官老化

男性到了 50 岁左右时，肾小球滤过率将逐渐下降，进而导致血中尿素氮开始上升，肾小管功能明显下降，尿浓缩功能也在短时间内迅速降低。因此，男性在进入更年期以后，常常觉得夜间尿多，残尿感明显。另外，心肾不交的情况也常常让男性产生心烦失眠、心悸不安、眩晕、腰酸健忘等不适感。

5. 生殖器官老化

男性进入更年期之后，生殖器官会出现较为明显的老化现象，这种现象的产生主要是由性腺功能逐渐衰退导致的，而且这种变化也是影响中老年男性性格、情绪和思维很关键的一环，这个阶段如果没有用健康积极的心态来面对，很容易导致"更年期症候群"的产生。

6. 生殖能力减退

男性更年期常见的生殖能力减退现象有性欲淡漠甚至消失，阳痿等。中医认为，这种情况主要是由于以肾阴和肾阳为基础的生理功能失调所引起的。

7. 神经系统脆弱

我们知道，大脑是神经系统的中枢，随着身体组织及器官的老化加剧，大脑内的某些组织也呈现逐渐萎缩的状态，与此同时，神经细胞、神经纤维以及感受器官细胞的数量都开始逐渐减少，出现了一些精神不佳的症状，诸如情绪不佳、苦闷多愁、孤独恐惧、缺乏自信等，甚至还会有一些神经过敏的现象，烦躁、倦怠、有压抑感、失眠、记忆力减退等。

8. 骨骼钙质流失严重

一般情况下，男性在 55～65 岁之间肌体的骨骼组织会流失严重，钙质表现最为明显，骨骼中海绵状的小孔逐渐增多，从而导致骨骼软化，肋间肌萎缩，甚至是驼背等现象的出现。

男性更年期的五大恐惧心理

1. 工作压力

由于男性在家庭经济来源中所占的比重一直较大，再加上"挣钱养家"的传统观念影响，所以男性的工作压力普遍较大，同时，最大的恐惧也来自事业和经济收入方面。

2. 失去健康的身体

男性作为坚强独立的代表，一直"扛"着生活的重压，可是面对每日俱下的身体状况，他们最怕自己失去独立自主能力，必须依赖身边人的照顾，尤其是身体不适时，这种心理越明显。

3. 担心被家人舍弃

很多男性时常会怀有一种不安全感，担心被家人舍弃，因而有些男性在中年之后会表现得较为敏感，特别害怕妻子、子女的轻视或离弃。也正是如此，当家庭成员对自己态度不恭时，很多男性就会反应得异常痛苦。

4. 忧虑子女前途

望子成龙、盼女成凤的心理，在这个阶段的男性似乎比女性更为热切，因此，中年男性经常忧虑和担心子女们能不能达到他们的期望，长此以往，很容易造成一种强大的精神压力，进而影响男性健康。

5. 来自性能力减弱的恐惧

面对性能力减弱的情况，对于这一阶段的男性来说，似乎比女性更为担忧和恐惧，美国一家精神病院的教授指出，当男性性欲开始下降，性生活不如从前的时候，他们更担心由此带来的尴尬或羞辱。

对于上述的各种心理现象，心理学家将其称为灰色心理病，一般多发生于进入中年期的男性。这种灰色心理病的主要症状有：精神萎靡不振、情绪低落、焦躁不安，但男性似乎又不愿意承认自己有任何的心理变异。专家表示，这种灰色心理病的发生与多种因素有关。从身体功能来说，中年男性的动作敏捷性已从顶峰状态开始下降，这是不争的事实。

男性更年期的预防及治疗方法

对于年过四十的男性来说，就该对"更年期"方面有所注意了，及早做好预防措施，才能安全度过人生的"多事之秋"。

1. 精神方面的调整

心理健康的程度正受到越来越多人的重视，中医学在精神修养方面历来强调"恬淡虚无"，也就是安闲清静，无贪求杂念，不要过度计较个人得失，始终保持淡然、乐观、开朗、积极向上的心理状态。保持这种健康的情绪，有利于克服随着男性"更年期"到来而产生的情绪低落、神经敏感等不适感。

2. 合理安排膳食

中年男性应减少含糖量高的食物的摄取量，多吃富含蛋白质、钙质及多种维生素的食物，日常饮食注意合理搭配，科学营养。鸡、鱼、兔肉易被人体吸收，可经常食用；豆类及豆制品含有丰富的植物性蛋白质和人体必需的多种微量元素；新鲜蔬菜则可提供人体充足的维生素，应作为主要食物，烹调过程注意保持低盐、清淡、荤腻适度。饮食习惯要良好，不暴饮暴食，尤其是晚餐不宜过饱，每天吃 1～2 茶匙蜂蜜，对男性健康也大有裨益。另外，针对男性更年期经常出现的精神、神经方面的症状，日常生活中可以多吃一些改善神经系统和心血管疾病的食物，如猪心、山药、核桃仁、大枣、龙眼、桑葚等，这些物质具有补气益气、滋补脏腑的功效。同时，实践证明，以上多种食物对于男性"更年期"经常出现的头痛、头晕、乏力、心悸、气急等不适感都有较好的改善效果。除此之外，中年男性在生活中最好尽量不饮烈性酒、不吸烟，如此一来可以有效避免酒精和尼古丁对中枢神经系统带来的侵害。

3. 保持适宜的性生活

大部分男性在进入更年期后会产生身体功能衰退，性欲减弱的情况。很多男性为此而苦恼，并寻找各种改善方法，以延长性功能活动。专家表示，适度、愉快的性生活有益于人体长寿和健康。随着年龄逐渐增长，男性的性事要有所节制，不能过度，但也不能没有，如果长期没有性生活，会使体内的精液产生能力下降。所以，要保持适宜的性生活，周期因人而定。

4. 良好的生活习惯

男性应该每天坚持适当的体育锻炼，有助于维持人体健康，但是运动强度最好要循序渐进，量力而行。另外，对于即将进入更年期的男性来说，保持起居有时、劳逸有度、生活规律等习惯性也是非常有益的，衣物增减要及时根据天气变化而变化，努力适应社会现状和周围环境，遇事冷静，不急不躁，保持淡定而从容的心态。

而对于出现了"更年期"症状的男性，也不需要过分紧张。首先要把心态放平，加强体育锻炼，以增强人体免疫力、振奋精神、保持乐观向上的情绪、培养良好的生活习惯。另外，来自家人、同事、朋友的关心和理解，也是他们抵抗"身体变化"的重要力量。中医对此病有一定的见解，并且也做出了不同症状的区别，必要时可以选择相应的调理方法加以改善，如滋肝养肾等。

上述提到，男性更年期的到来主要是由于睾丸功能下降，睾酮的分泌减少引起的。因此，补充睾酮的治疗方法在其理论上有一定的合理之处。而且，相关实践也证明，睾酮治疗方法能够有效改善男性总体的健康状况，提高性欲，增加肌力以及骨质密度，调节情绪。目前较为理想的药物是口服睾酮类药物。

男性的衰老"征兆"

四十岁是男人最富魅力的时候，经过多年生活与事业的磨炼，此时正进入人生的成熟期。四十岁对于男性来说是承上启下的阶段，也是顶天立地的时期。不过，在享受工作和家庭带来的幸福感时，不少四十岁左右的男性发现自己"沧桑"了许多，原本茂密的头发开始脱落变得稀疏，原先润滑的皮肤似乎变得干涩且出现了皱纹，甚至连性功能也在走下坡路。这些变化，是否就意味着衰老已悄然而至？

男人的一生，12 岁以前是儿童期，13～18 岁是青春期，经过青春期的发育，男性的性器官基本成熟，同时也具备了生育的能力，身体快速生长并获得最后的身高。20～40 岁是男性人生的顶峰期，身体各方面的组织都处于最佳的状态。而到了 40 岁以后基本就是衰退期了。早在两千多年前，我国古代医书《黄帝内经》已经有了详细的记载，男人以 8 岁为生命周期，"丈夫八岁肾气实，发长齿更；二八肾气盛，天癸至，精气溢泻，阴阳和，故能有子；三八肾气平均，筋骨劲强，故真牙生而长极；四八筋骨隆盛，肌肉满壮；五八肾气衰，发堕齿槁；六八阳气衰竭于上，面焦，发鬓斑白；七八肝气衰，筋不能动，天癸竭，精少，肾藏衰，形体皆极；八八则齿发去。"由此可见，男人四十就要对保健有足够的重视了。不过，现代生活方式的现状却是很多四十岁的男性认为自己还年轻，夜以继日地拼命工作，在无形之中已经透支了健康，令体质迅速下降。从临床中看，四十岁的男人容易患高血压、糖尿病、肥胖症、前列腺疾病、性功能障碍甚至一些肿瘤，这些疾病或是一种亚健康状态极大威胁着男性的身体健康，影响他们的生活质量。

疲倦

40 岁左右的男性在工作或是生活中，总是显得精神不济，容易疲倦，无精打采的，这种现象可能与心理压力过大或是内分泌失调有密切的关系。男性体内雄性激素水平下降，同时身体保养不周，从而导致精神状态不佳，随之而来的还有各种现象，诸如记忆力减退、腰酸背痛、眼睛干涩等问题，长期的劳累和忙碌，使中年男性很容易在不知不觉中就将健康"透支"出去了。中年男人的身体，就像一部超负荷运转的机器，若不注意保养和修复，难免会出各种问题。因此，为了防止给未来的生活埋下种种隐患，中年男人现在就应该注重保养。下面为大家推荐几个应对疲倦的有效方法：

第一，注意劳逸结合，提高工作效率。

第二，改变抽烟、酗酒等不良习惯。因为香烟和酒水中的有害物质会加速人体肺脏、肝脏等部位的细胞变异，从而诱发癌症。

第三，饮食调理。经常食用鱼类、瘦肉以及足够的蔬菜和水果，以保证身体新陈代谢所需要的蛋白质和维生素、矿物质等，提高身体免疫力。另外，也可以多吃西瓜、番茄，因为二者富含一种叫番茄红素的类胡萝卜素，这种物质对于抵抗人体衰老进程、改善精力，维护中年阶段的生活质量很有效果。

脱发

男人岁数达到四十的时候是最为成熟的阶段，或许也是很多男性的事业高峰期。然而，随着日渐衰老的身体和日常生活缺乏有效的保养，精神和心理双重的压力，会逐渐引起男性的内分泌失调和血液循环紊乱，进而引起脱发。看着日渐稀疏的头发，常常会让人闪过一丝自卑感。根据调查显示，在中年男性中，70%以上的人对于脱发觉得莫名其妙，不知是何故；而10%的人认为是人体分泌的油脂过多；也有10%左右的人认为是先天遗传；而另外的10%的人认为是生活劳累所致。专家表示，男性体内的雄性激素分泌过于旺盛是男性脱发的主要原因。皮脂腺脱发主要是受雄性激素的控制，如果雄性激素分泌过于旺盛，人体的背部、胸部，特别是面部、头顶部就会分泌过多的油脂。当男性头顶的毛孔被油脂所堵塞，日积月累，是很容易导致头发的营养供应发生障碍而脱落，最终演变成为秃顶的。心理学家通过调查发现，脱发在忧郁型男性中所占的比例最大，所以说，要想保持浓密的头发，保持愉快的心情是非常重要，也是相当关键的。那么对于这样的男性，他们该如何做好自身的养生工作呢？

下面与大家分享一些应对脱发的积极措施。

1. 民间偏方

（1）取生姜适量，将其置于酒水中浸泡2~3日后，取出切下一片，擦拭经常脱发的地方，以切面摩擦患处，可促进头发生长，连用一周或见效为止。另外，也可取生姜切片浸泡于高粱酒中，2～3日后涂擦患处，每天4～5次，连续使用。

（2）黑芝麻500克、干桑叶60克，混合在一起研成细末，用蜂蜜调和为丸，如杏核大，每日早晚各吃1个，连续服用。

（3）用1茶匙蜂蜜、1个生鸡蛋黄、1茶匙蓖麻油，与两茶匙洗发水、适量葱头汁兑在一起搅拌均匀，涂抹于头皮后，戴上塑料薄膜的帽子，并用温毛巾不断地热敷帽子上部。持续1～2个小时后，用洗发水洗干净头发即可。

（4）用桑树根皮适量、水适量、陈醋10克，将所有材料放入锅中，加水适量，武火蒸煮至沸后，稍事冷却，取其汁液温洗头部。一日一次，洗后勿用清水过头，连用5天。

（5）脱发较重者也可选用补益牛膝丸或加味四君子汤。补益牛膝丸可选用牛膝、生地黄、枳壳、菟丝子、地骨皮，将所有材料混合在一起，研成细末，制成蜜丸，内服。加味四君子汤则可以选用人参、白术、茯苓、炙甘草、熟地等，加水适量后煎汤剂服用。

2. 饮食调理

（1）何首乌60克、鸡蛋2个，加水一同煎煮，鸡蛋熟后，去壳取蛋再煮5分钟左右，吃蛋饮汤。

（2）芝麻、黑豆各30克，枸杞12克，白糖20克。将这些食材连同清水一同熬煮约半小时后，连汤渣同食。每日1次，连服60天。

（3）羊胫骨1～2根，捣碎备用，然后取红枣、桂圆各10枚，糯米150克，加水适量，所有食材一同熬煮成粥食用。

（4）取花生米100克置于温水中浸泡片刻后，取花生衣与红枣10

枚一同放入锅中，再倒入泡花生米的水，文火煎煮约 30 分钟后，加入适量红糖即成。每日饮 3 次，饮汤食枣。

（5）将中药菟丝子、茯苓、石莲肉、黑芝麻、桑葚等放入锅中，加水，开武火煮至沸后再添加适量清水，转为文火慢炖成汤，出锅前添入少许盐，搅拌均匀即可食用。每日 1 ~ 2 次，可连服 10 ~ 15 日。此汤滋补肾阴、健脾，适用于脾肾阴虚的脱发者食用。

脱发者最好忌烟忌酒以及各种油腻辛辣食物，如葱、蒜、韭菜、姜、花椒、辣椒、桂皮等。不要过多吃糖以及脂肪丰富的食物，尤其是肝类、肉类、洋葱等酸性食物。因为这些食物中的酸性物质容易引起血中酸毒素过多，所以要少吃。

3. 中药外用

用中药菊花、蔓荆子、干柏叶、川芎、桑白皮根、白芷、细辛、旱莲草等，煎水外洗，对于男性常见的脱发现象有良好的缓解功效。

前列腺尴尬

男人四十，在生理上表现为新陈代谢逐渐减慢，雄性激素水平下降，血液循环不畅等问题，同时，心理上的审美疲劳、精神压力过大又接踵而至，使得体内产生大量有害物质——氧自由基。这种物质会侵入男性的前列腺细胞内部，从而造成细胞死亡或是出现增生的症状。很多男性遭遇这一系列"卫生间尴尬"，给自己带来诸多的"难言之隐"。

什么是前列腺增生？前列腺增生的症状又有哪些呢？前列腺增生又称前列腺肥大症或摄护腺肥大，前列腺中叶发生实质性的增生改变而产生的一组症候群，也是中年男性的常见病。

前列腺增生发病过程缓慢，在初期表现并不明显，症状也不典型，只是随着下尿路梗阻的加剧，症状逐渐表现明显，临床症状包括储尿期症状、排尿期症状以及排尿后症状。

我们要想尽早发现前列腺增生的症状，首先要对其早期表现有一个了解。

1. 前列腺增生的早期症状

（1）尿频尿急。尿频尿急是前列腺增生早期的一个主要症状，尤其是夜尿增多，患者每夜平均排尿 3 次甚至是更多，之所以出现这种现象，主要是因为前列腺增生引起后尿道梗阻，妨碍了正常的排尿程序，使每次排尿时都不能将膀胱里储存的尿液完全排干净，总有一小部分尿液残留下来，从而就很容易引起排尿频繁的现象了。

（2）排尿费力。有些前列腺增生的早期患者在排尿时总是要花上好大工夫才能排出，而且排出的尿流很细，尿流向外喷射的距离也很短。还有一些患者在排尿时，因为憋气时间太长，而在换气的时候，尿流即随腹部压力减低而中断，需要再次用力才能使尿液排尽，这也是一种间歇性排尿现象。

（3）血尿。血尿也是前列腺增生早期症状之一，当增生的前列腺在充血状态时，如果人体排尿过分用力，很有可能会造成表面血管破裂而出血。

（4）性欲亢进。在前列腺增生早期，患者会出现与年龄不相符合的性欲增强的特点，或者是平常性欲一般，突然之间就变得强烈起来。

总体来说，前列腺增生是中年男性比较常见也是发病率很高的一种疾病，前列腺增生对患者的生活造成了很大的困扰。虽然早期危害并不大，但是日积月累，症状逐步加重的同时，危害性也在层层加深，如果积累到一定程度后，其危害是很难想象的。

虽说前列腺增生有诸多的危害，但是男性在生活中如果能够引起注意，日常习惯有所宜忌，这个问题是完全可以轻松避免的。

2. 预防前列腺增生

（1）避免酗酒和进食大量油腻辛辣的刺激食物，以防前列腺血管因扩张、水肿而导致前列腺发生炎症。

（2）不宜长时间保持坐姿或骑车的姿势。因为这样会直接压迫到前列腺，从而引发炎症。

（3）生活中多补充一些具有强抗氧化、抗衰老功能的食物。一般来说，良好的抗氧化物主要有儿茶素、番茄红素、花青素等，因此，多喝绿茶，多吃番茄、葡萄等都是保持前列腺健康的选择。尤其是番茄红素，被认为是迄今为止所发现的最强大的抗氧化剂之一。

作为男人最好要清楚地了解自己的身体状况，同时还要适时调理和养护，以上所介绍的内容能让大家对自己的衰老"迹象"有一个相对明确的认识。

防衰老不仅是女人的"专利"，男人四十也要重视衰老的问题，并培养积极的保健意识。专家建议，男性应该合理安排工作和休息的时间，不妄劳作，劳逸结合，搭配精神调适，起居有常；经常释放工作压力，戒绝烟酒，饮食有节，避免摄取过量的盐分和油脂，积极锻炼，采取适当的防衰老措施，延缓人体的衰老进程。

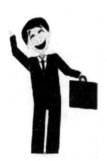

PART TWO 第二章

男性年轻十岁的吃法

五谷杂粮吃出来的健康

《黄帝内经》中提到："五谷为养，五果为助，五畜为益，五菜为充。"五谷杂粮是我们人体的主食，也是每日饮食之必需，居营养金字塔的底层，是我们人体饮食的基础，健康的基石。

五谷杂粮的四大好处

1. 预防疾病，促进人体健康

五谷杂粮中富含多种维生素和蛋白质、氨基酸，不仅可以有效缓解疲劳、预防感冒、改善下肢酸痛等症状，还具有良好的抗癌作用，经常食用，可有效预防肿瘤病变，维持人体健康；富含维生素 A，能够帮助人体内的细胞分裂，预防癌细胞形成，并促进免疫系统反应，制造抗生素；所含的膳食纤维可缩短垃圾在肠道内的停留时间，减少致癌物质和肠道黏膜接触的概率，有效防止便秘以及结肠癌的产生，并能有效减缓人体对糖分的吸收，降低吃饭后的血糖上升速度，促使胰岛素的生成，所以对糖尿病患者也大有裨益；所含的铁对胃溃疡有着很好的缓解作用，对于生活中常见的食欲不振、消化不良现象都能够有效改善；其中的钾元素可以缓解肌肉麻痹、情绪低落、全身无力等症状；其中的铜、锌等微量元素对于精神衰弱、失眠等亚健康症状有着不错的缓解作用，经常食用，可以促进食欲、改善体重；其中的不饱和脂肪酸可有效软化血管，降低血液中的胆固醇，以减少心脑血管疾病的产生。

2. 清除体内毒素，维持健康

五谷杂粮中含有丰富的镁元素和铁元素，这两种物质都能加强身体能量，促进体内废物的代谢。另外，五谷杂粮中丰富的膳食纤维存留于肠道中，不仅不会被消化，还可以吸附肠道中的水分子，使食物残渣与毒素在肠道内顺利运行，快速排出体外，从而达到排毒的效果。而五谷杂粮中的维生素 E 则有促进血液循环、维持肌肤健康的功效。

3. 五谷杂粮让人更聪明

五谷杂粮多含有丰富的蛋白质，不仅可以增强大脑皮层的兴奋和抑制功能，还能促进脑部代谢活动，从而增强工作效率。另外，五谷杂粮中还含有人体所必需的八种氨基酸，如其中的赖氨酸具有活化脑部的作用，一些记忆力衰退的老人或是正值大脑发育期的学生经常食用，其改善效果是非常明显的。其中的谷氨酸对于改善脑部机制、治疗痴呆症等有着良好的作用。除此之外，五谷杂粮中所富含的磷脂对脑部神经的发育以及活动有不错的促进作用，可以提高记忆力。

4. 五谷杂粮使人更有魅力

五谷杂粮中富含的维生素 A、维生素 B_2 和维生素 E 都是对人体皮肤健康有着重要作用的物质。它们能够保持皮肤和黏膜的健康，有效预防青春痘，改善肌肤衰老、干燥等问题。另外，五谷杂粮中的其他成分，如脂肪油、挥发油、亚麻油酸等，具有滋润皮肤，保持肌肤光滑细致的作用；氨基酸、胱氨酸等能让毛发浓密乌黑；不饱和脂肪酸则可促使堆积于体内的胆固醇排出体外、改善人体新陈代谢，促进毛发生长，预防脱发、秃顶等。此外，五谷杂粮中还含有泛酸，这是一种可释放食物能量、促进脂肪代谢的物质。其中的 B 族维生素和膳食纤维则可有效促使体内热量燃烧，改善肠胃蠕动及消化液分泌，加快人体废物排出，有益于减肥瘦身。总之，经常食用五谷杂粮，对于保持男性魅力是大有裨益的。

五谷杂粮的养生吃法

1. 薏米煲汤最滋补

薏米像米又像仁，所以又叫薏苡仁。很多人喜欢吃薏米，因为其独特的生活环境让它受到污染较少。薏米一般生长在阴暗潮湿的地带，也有很多山里或小河边种植薏米。薏米颗实饱满、清新黏糯、口感良好，但是薏米的功效却很少有人知道。中医学认为，薏米具有强筋骨、健脾胃、消水肿、祛风湿、清肺热的功效，是非常好的滋养补品。

2. 长身体吃荞麦面条

荞麦面是一种发灰黑色的面粉，其貌不扬，但其内在的营养价值却很高。荞麦面有多种食用方法，不过人们最为习惯的还是用它做面条。

一般情况下，最适宜食用荞麦面条的是老年人和小孩子，因为荞麦具有减血脂、降血压的功效，经常食用对老年人的血液循环有着良好的改善作用。小孩子适宜吃荞麦，主要是因为荞麦的营养丰富，对于正在生长发育的青少年来说，可为其提供足够的营养。荞麦面条虽然好吃，但是并不适合做成早餐和晚餐，因为荞麦性质寒凉，容易使肠胃受损，而且也不易消化，所以，每次食用不宜过量，适量为好。

3. 糯米最适合做醪糟

我们知道，糯米可以用来煮粥、做汤圆，但是糯米最健康也最神奇的做法是把它做成醪糟。糯米具有促消化、安神的功效，经常食用能够有效缓解身体疲劳和头昏眼花的症状，将糯米做成醪糟以后，这些效果会更加突出，不仅食用起来更为方便，而且也不需要担心食用过量的问题。

此外，糯米醪糟也可以搭配具有健脾利湿功效的薏米、具有补脾益肾功效的莲子和山药、具有补气益气功效的茯苓食用，多种原料相互搭配，互相补充，补虚强身效果好。

4. 燕麦八宝饭好瘦身

人们一般将燕麦泡在牛奶中食用，其实偶尔用燕麦来做一做八宝饭也是不错的选择，能够起到美容养颜、延缓衰老的作用。燕麦中含有多种对人体有益的酶，能够抑制老年斑生成的同时，还能延缓人体细胞的衰老进程，是中老年心脑血管疾病患者的最佳保健食品。

5. 五谷杂粮豆浆

研究发现，每天多喝一杯五谷杂粮豆浆，对人体健康有着非常重要的意义。早上起床刷牙的时候，可以把五谷杂粮放入豆浆机中榨豆浆，洗漱好之后时间刚刚好，一杯香喷喷而且高蛋白的豆浆就可以饮用了，为你一整天的精力来源提供最好的保证。

五谷养生禁忌

五谷杂粮虽有诸多好处，但是在食用的过程中有些宜忌还是需要注意的，此外，一些特殊人群在食用的时候也有所禁忌。

1. 消化系统不健康的人群

消化系统有问题的人群不适合吃五谷杂粮中较难消化的谷物，因为这些食材一般比较粗糙，在与消化道胃肠壁的物理摩擦过程中，会引起伤口疼痛，而且吃多了容易胀气、不舒服。但是，诸如像胃溃疡、十二指肠溃疡以及肠胃炎患者是非常适合吃小米粥、小米乳的。另外，针对消化系统不太健康的人群来说，也可以将五谷杂粮简单加工成粗粮饮料，由吃谷物变成饮用谷物饮料，不仅给人一种新鲜感，而且还能保留谷物中对人体健康有益的营养成分，口感更好，饮用起来也更方便，有助于人体吸收。但是要注意加工的程度，不宜进行精细的深层次加工，以防营养流失。

提醒：有肠胃疾病的人，最好别吃太多荞麦类，因为荞麦性质寒凉且不易消化，食用过量后很有可能会造成消化不良的问题。另外，大豆类也需要斟酌食用，避免产生胀气。

2. 贫血、少钙的人

谷物中的植酸、草酸的含量非常高，这两种物质会抑制人体钙质生成，尤其会抑制人体对铁质的吸收，因此缺钙、贫血的人群要谨慎食用，同时要注意一些食用方式，例如，牛奶不要跟五谷一同食用，这样既能够有效避免钙质流失，同时还能补充多种营养。此外，红肉中所含的血基质铁，可不受植酸影响，中老年人可适当食用。如果为了健康一味吃五谷杂粮，不仅不能够健康，有些人还会因为杂粮吃太多而导致贫血，或是贫血状况一直无法得到改善。尤其是中老年人，在日常饮食中要注意补充红肉，一天当中的肉类来源有一半必须为红肉以此补足谷物中缺乏的营养元素。

3. 肾脏患者

肾脏患者需要多吃精致白米。因为五谷杂粮中的蛋白质、钾、磷等元素的含量偏高，当成主食容易导致体内这些元素含量升高，从而使患者身体无法耐受。

4. 糖尿病患者

糖尿病患者则要控制淀粉摄取，即使食用五谷杂粮的时候，最好也要控制摄入量。另外，虽然五谷杂粮中的纤维量充足，有助于降低血糖，医护人员也多建议糖尿病患者食用，但是患者一旦糖尿病合并肾病变，此时再吃杂粮饭就显得不适合了，最好是适量进食精白米。

5. 痛风患者

痛风患者过量食用豆类，会引发尿酸增高。因此，这类人群在摄取豆类分量时最好降到最低。另外，五谷中的小米不含嘌呤，适合痛风患者经常食用。

汤品帮忙助养生

　　现代社会生活节奏快，工作压力大，让很多男性倍感沉重，他们担负着养家糊口的责任，与此同时，也都或多或少地出现了一些健康问题。针对这种情况，食补是非常不错地选择，日常饮食中的很多汤品具有壮阳补肾、健脾益胃的功效，可以说是男人最适宜的补品，不仅可以大饱口福，还能保健养生，好处多多。男性朋友可以根据自身体质或身体状况来选择不同种类的补汤。不过喝汤需要长期坚持，等到症状逐渐好转之后，再选择其他种类的汤品进行对症滋补和养生。下面就为大家介绍几种补气滋阴、涩汗固精的美味汤汁。

壮阳助性小汤品

1. 山药枸杞汤

　　原料：鲜山药 100 克，干莲子肉 10 粒，枸杞 10 克，银耳 3 朵，冰糖适量。

　　做法：先将鲜山药洗净后去皮，切成大小适宜的块状，然后将其他材料洗净后，与山药一同放入瓦罐中，添入清水适量，浸泡片刻后，开文火慢炖约 2 小时，直至汤液黏稠即可出锅。

保健功效：这道汤中的山药、莲子具有益气健脾的功效；枸杞、银耳则具有滋阴补肾的作用。这道汤对于性生活频繁的新婚夫妻具有很好的调理功效，经常饮用能够益精填髓，有效改善阴精耗伤的症状。

2. 海蛤墨鱼汤

原料：海蛤 15 克，墨鱼 3 条，熟地 5 克，生姜 10 克，党参、盐各适量。

做法：首先将海蛤和墨鱼洗净，墨鱼切段，生姜切片或是拍烂，然后将所有食材一同放入瓦罐中，加清水没过食材，浸泡片刻后开文火慢炖约 2 小时，添入盐调味，搅拌均匀即可食用。其中有一点需要注意，盐切忌放入过多，因为过咸会伤肾。

保健功效：此汤中海蛤和墨鱼具有补益肾阴的功效，另外，再配合生姜的温热除寒作用以及党参的益气生津功效，对生活压力大，情绪长期低落，尤其是性生活次数少并且质量不高的上班族来说，具有良好的调理功效。

3. 木瓜海带乌鸡汤

原料：木瓜半个，海带 25 克，乌鸡半只，党参、盐各适量。

做法：先将木瓜去籽去皮，海带洗净切成块状，乌鸡剁成大小适宜的块，然后将所有食材放入锅中，加水适量，开文火慢炖约 2 小时，出锅之前加盐调味，搅拌均匀即可享用。

保健功效：此汤中的木瓜、海带具有理气散结的功效，同时搭配乌鸡滋补肝肾的作用、党参补气理气的效果，共奏疏肝解郁、理气通畅的功效，可经常食用。

4. 芝麻核桃粥

原料：芝麻、核桃仁各 15 克，大米 75 克，冰糖 25 克。

做法：先将大米淘洗干净，然后将黑芝麻、核桃仁洗净，再将冰糖打碎。最后将所有食材放入锅内，加水 2000 毫升，开武火煮至沸后，转为文火，煨约半个小时即可。

保健功效：此汤具有滋补肝肾，乌须黑发的作用，尤其适合于肾阴、肾阳两虚的患者日常食用。

5. 鳗鱼枸杞汤

原料：鳗鱼 500 克，枸杞 15 克，米酒适量，盐少许。

做法：先将鳗鱼去除内脏，洗净后切段，放入沸水中焯一下，捞出备用。然后将枸杞和鳗鱼一同放入锅中，加水没过食材，开武火煮至沸，后转为文火添少量水，煲煮半个小时左右，待到八九分熟时，添入米酒和盐，搅拌均匀即可享用。

保健功效：此汤具有滋补肝肾、益精明目的功效，而其中的米酒可以使汤的味道更加醇香，同时还不会破坏汤的营养成分以及清透颜色，对于中年男性常见的体虚乏力、头晕眼花等症状有着良好的调理功效，特别适合四十岁左右的男性日常服用。

冬季养生汤

1. 老鸭汤

原料：老鸭半只，干香菇、罗汉笋、葱花、姜片、盐、料酒适量。

做法：先将干香菇置于水中泡发，然后去蒂，切成片状。罗汉笋洗净后切段。老鸭洗净后过沸水焯一下，去掉血水和油浮，稍煮后捞出。

然后将老鸭、备用的香菇、罗汉笋一同放入锅中，加姜片、料酒，倒入适量清水，开武火煮沸后，转为文火慢炖2小时，出锅前加盐调味，搅拌均匀，撒上适量葱花即可享用。

保健功效：《本草纲目》记载，鸭肉具有填骨髓、长肌肉、生津血、补五脏的功效，能够清热消毒，利水消肿。男性经常食用老鸭汤可以有效补肾壮阳。

2. 腰花鸡蛋汤

原料：腰花、鸡蛋各2个，葱花、花椒、料酒、盐、香油各少许。

做法：先将猪腰洗净后去除掉白色的筋膜，切成大小适宜的块状。然后将切好的腰花置于清水中浸泡，水中添入花椒和料酒，浸泡10分钟左右，消除其腥味，捞出备用。鸡蛋打碎成蛋液，加盐搅拌均匀备用。将锅置于火上，加水适量煮沸后，放入切好的腰花，稍煮片刻去掉油浮，倒入打匀的蛋液，加盐，滴香油，出锅之前加葱花，味道很香。需要注意一点，千万不要放味精。

保健功效：补肾益脏，男性冬天食用可以补虚养生。

3. 玉米排骨汤

原料：排骨适量，玉米1个，胡萝卜2个，生姜、醋、盐各少许。

做法：先将胡萝卜洗净后去皮、切段，玉米洗净后切段，生姜洗净后拍烂或切片。然后将排骨洗净，切成大小适宜的块状，置于沸水中焯去血水，捞出沥干水分备用。最后将所有备用的食材放入锅中，加水适量，开武火煮至沸后转为中火煮10分钟左右，再转为文火煨约一个半小时。在煮的过程中，可以倒入适量醋，以促进钙质流出容易被人体吸收利用。待到八九分熟时，加盐搅拌均匀即可享用。

保健功效：此汤营养丰富，其中的玉米具有防癌抗癌、健脾益胃的作用，胡萝卜则可以有效降低排骨的油腻之感，具有保健养生的良好功效，很适合男性秋冬季食用。

4. 莲子瘦肉汤

原料：百合、莲子各 30 克，猪瘦肉 250 克，盐适量。

做法：先将百合、莲子洗净，然后连同猪瘦肉一起放入锅中，加水适量，开武火煮至沸后，转为文火慢炖，待七八分熟时，加盐调味，搅拌均匀即可出锅。

保健功效：此汤具有润燥养肺的作用，可以有效缓解神经衰弱、心悸、失眠等不适感，是久病体虚之人的滋养补品，适宜冬季食用。

5. 冰糖银耳羹

原料：银耳 12 克，冰糖适量。

做法：将银耳洗净后置于盆中，加水适量，浸泡 1 小时左右至泡发，然后连同冰糖一起放入锅中，加水适量，开武火煮至沸后，转为文火慢炖，至胶质黏稠即可。

保健功效：此汤具有滋阴润燥、生津止渴的功效，对于秋冬时节经常出现的燥咳具有很好的改善作用，也是体质虚弱者的滋补佳品。

补肾汤

1. 杜仲温肾汤

原料：杜仲 10 克，核桃仁 25 克，猪腰 2 个，盐、味精各少许。

做法：将杜仲、核桃仁、猪腰洗净后置于锅中，加水适量，开武火煮至沸后，转为文火慢炖约 1 小时，出锅前加盐和味精，搅拌均匀，食肉喝汤即可。

保健功效：此汤具有滋补肾虚的功效，对腰膝酸软、疼痛无力的人群尤为适宜。

2. 鳅虾汤

原料：泥鳅 150 克，虾 25 克，生姜、盐、味精、淀粉各适量。

做法：先将泥鳅和虾用清水洗净，泥鳅剖出内脏，清理干净。生姜洗净后切片或切丝备用。然后将泥鳅和虾一同放入锅中，加水适量，开武火煮至沸，待七八分熟时加生姜、盐、味精等，并勾淀粉芡，即可享用。

保健功效：此汤具有温阳补肾的功效，尤其适合于肾阳不足或是肾气虚弱导致的腰膝酸软、疼痛无力等症状。

3. 猪肾山药汤

原料：猪肾 2 个，山药 150 克，枸杞、沙参、薏苡仁各 60 克，盐、生姜、大葱各适量。

做法：先将猪肾洗净后切开，去除筋膜，然后置于清水中浸泡 2 小时左右，期间每隔半小时换水 1 次，之后在热水中焯一下，以去除臊味，切成小块备用。山药洗净后去皮，切段。将所有食材以及盐、生姜、大葱等调味品一同放入锅中，加水适量，开武火煮至沸，之后转为文火慢炖，肉烂汤浓即可食用。

保健功效：此汤具有补肾健脾、补血养颜的功效。其中猪肾补肾；山药健脾；枸杞补养肝血；沙参和胃养阴；薏苡仁利水除湿，几味共同作用，对于脾肾亏虚引起的黄褐斑有良好的改善作用。

男人四十要慎食五类食物

肥肉

《水浒传》中的那些梁山好汉，经常大块吃肉、大碗喝酒，听起来很"男人"，其实非也。实验研究证明，经常食用红肉，包括牛肉、熏肉、香肠、午餐肉等，会导致人体摄入的油脂过多，容易沉淀在血管壁上，其中的饱和脂肪和胆固醇会让血管变窄，形成动脉硬化，引发血栓，包括那些输送血液至性爱部位的血管，充血不充分，血液循环不畅，性功能自然也就不强，尤其是那些细小的血管，最容易堵塞。因此，40 岁以上的男性，由于自身消化能力的减退，更要减少对动物内脏和肥肉的摄取量。专家指出，男人要管住自己的嘴，多吃鱼、豆制品、坚果、燕麦和大蒜等，这些都是心血管疾病的"克星"，此外，还要少吃盐，多吃水果。

西班牙的研究人员曾经对 1061 名参加生育能力检查的男性进行过调查。结果显示，有一半的男性精液质量比较差，与另一半精液质量较好、精子数量正常的男性相比，他们都喜欢吃加工过的肉制品以及脂肪含量很高的乳制品。研究人员经过调查发现，经常吃蔬菜和水果的男人，比常吃肉制品和全脂乳品的男人，精子质量高很多。

当然也不是说任何的肉制品都不要吃，肥肉也是具有相当丰富的营养的，如果烹调得法，不仅不会引发心脑血管疾病，还有助于身体健康。日本医学专家在进行全国人口平均年龄调查时，发现某地居民的平均寿命远高于全国的平均寿命，后来发现，是与该县居民爱吃肥肉的习惯有关，尤其是那些 80 岁以上的老年人，几乎每天都吃。科学家经过研究发现，其奥秘在于烹调的方式：他们会把肥肉用文火炖煮 4 小时左右才吃。经过检测发现：肥猪肉经过长时间的炖煮后，其中的饱和脂肪酸可以减少 30% ~ 50%，胆固醇含量甚至可以降低 50% 以上，同时，对人体健康有益的不饱和脂肪酸却大量增加。炖烂的肥肉保留了猪肉原本的营养成分，如维生素 B_1、蛋白质和脂肪酸，而且其中的胶质部分更容易被人体消化吸收，所以特别适合中老年人食用。

油炸食物

油炸食物在英国被认为是"工人早餐"，因为它油腻、含有大量脂肪。香肠、亚硝酸盐丰富的脂肪培根、黄油炒鸡蛋、土豆煎饼或薯条等食品，一旦经过高温油炸处理，不仅其中的各种营养成分会被破坏，甚至还有可能产生多种对人体有害的物质。对于大多数的男性来说，油炸食物的卡路里含量非常高。当人体处于工作状态时，热量燃烧是相对较小的，如果经常食用，日积月累，你会发现自己逐渐发福。社会调查显示：每 18 个人中就有 1 个人因为煎炸食物而患上肠癌。根据世界癌症研究所的研究发现，人体摄取大量的煎炸食物，罹患癌症的概率会提高到 63%。

薯条等油炸类食物中都含有大量的反式脂肪。植物油中加氢，可将液态油转化成固态，其中所包含的脂肪也就转化为反式脂肪了。从对人体的破坏度方面来说，反式脂肪比饱和脂肪有过之而无不及，它一方面扰乱我们所吃的食品，另一方面也会改变我们身体正常的新陈代谢。生活中常见的饼干、曲奇等食物中都含有大量的反式脂肪。美国食品药物管理局已经明确要求所有含有反式脂肪的食品，必须在标签上注明。因此，这些食物我们还是少吃为妙。

大豆

大豆是近年来备受人们推崇的健康食品之一，其中含有的丰富蛋白质，被公认为是人体所需的优质蛋白。但是，近期的一项科学研究显示，大豆是一种含有雌激素特质的食品，其中的某些成分可能会导致精子数量下降，男性过量摄入会提高体内的雌激素水平，从而影响到男性性征，甚至是生殖功能。许多人一致推崇的豆奶和大豆酸奶也成了"杀"死精子的"有害"食品。

英国的一位生殖医学教授做过一项大豆和男性生殖功能关系的研究。研究结果显示，大豆中所含的某些化学成分类似于雌性激素雌二醇的功能，这种物质会导致精子数量减少。另外一位研究成员也提到："男性体内雌二醇水平的改变不仅会影响精子数量，而且还有可能导致附睾等男性性器官结构异常。时间一久，还会导致其他疾病，如睾丸癌等。"英国的一家权威机构进行了广泛的社会调查，结果发现，夫妻存在生育障碍的所有人群中，40%是由男性不育造成的，然后经过进一步调查发现，可能与与日俱增的大豆消费有关系，大豆制品很有可能是造成男性生殖功能降低以及很多男性性发育异常的罪魁祸首。

虽说如此，但是也不要矫枉过正，我们需要注意的只是不要"过量"，只要人体不是每天大量的摄入，一般是不会存在过量问题的。

高脂牛奶

很多人认为牛奶含钙高，营养丰富，对身体是百益无害的，其实非也。科学研究证明，人体过量饮用牛奶会对身体组织造成一定的伤害。我们知道，牛奶和乳制品是最佳蛋白质的来源，但是牛奶也是有很多区别和种类的，不能任意喝，尤其是全脂、高脂牛奶及其乳制品，男性最好还是敬而远之，其危害性丝毫不亚于肥肉，其破坏性效果也许是立竿见影的。高脂牛奶又称全脂牛奶，是牛奶最为常见的一个类别，其脂肪含量是 3%，而半脱脂奶的脂肪含量大约是 1.5%，全脱脂奶的脂肪含量为 0.5% 左右。专家表示，那些每天通过摄取奶制品来补充钙质，并且摄取量达到 600 毫克的男性，要比每天摄取钙质不到 150 毫克的男性更容易罹患前列腺癌，其危险高出 32% 左右。因为人体每天通过奶制品摄取大量的钙质，这一过程会抑制血液内的维生素 D 水平。我们知道，维生素 D 不仅是一种重要的营养素，还是一种能够有效防止前列腺癌肿瘤细胞增生的激素，以此来达到预防前列腺癌的作用。因此，经常喝高脂牛奶的男性，患前列腺癌以及阳痿的概率更大。正确合理的食用或选择牛奶对男性健康是非常有利的，但是还需避免盲目和不规范，否则对男性健康会造成较为长久的伤害。所以养生专家也建议男性在日常饮食中注意平衡、多样化，少吃肉类，定期运动，多吃低脂肪食物和蔬菜水果，保健养生。

豆腐

　　豆腐可以说是我国的国菜，其含有大量的植物蛋白质，低脂肪、高营养，具有降血压、降低胆固醇的功效，生熟皆可，老少咸宜，是人们公认的保健食品。豆腐发展至今，其烹调种类丰富多样，口感独特，经常食用能够保健养生，延年益寿。虽说豆腐有如此大的保健功效，但是也需要建立在科学搭配的基础之上，否则，再有营养的食物，也有可能产生强大的副作用。

　　豆腐纵有百般好，但是在食用的过程中也是有所禁忌的。男性长期大量食用豆腐，首先会引发动脉硬化。这是由于豆腐中含有丰富的蛋氨酸，这种物质在酶的作用下会转化为半胱氨酸，半胱氨酸会直接损伤动脉管壁内皮的细胞，进而促使胆固醇和甘油三酯堆积于动脉壁上，日积月累，动脉硬化是必然的。其次，男性长期大量食用豆腐，会诱发痛风的发作。豆腐中含有较多嘌呤，如果嘌呤代谢失常的患者或是血尿酸浓度较高的人群大量食用豆腐，是很容易诱发痛风的。再次，由于豆腐中的皂角甙物质能够促进体内碘元素的排泄，因此，长期食用豆腐，容易引起人体缺碘，进而导致缺碘症状发生。男性人到中年，肾脏的排泄功能远不如之前，而我们吃进去的大部分蛋白质，都是通过胃肠系统进行消解，然后由肾脏排出体外。如果人体长期食用豆腐，摄入大量的植物性蛋白质，无形之中增加了体内的含氮废物，从而加重肾脏的负担，不利于身体健康。而且英国的一位科学家也在实验室中发现，豆腐中的一种植物化学物质可能会对男性精子产生不良作用，从而影响男性的生育能力。每餐中豆腐的食用量应保持在 100 克左右为宜。

针对上述情况，下面为大家推荐几个豆腐的绝佳搭配，在美味的同时，还能兼顾营养和健康。

1. 豆腐搭配海带

我们上述提到，豆腐中的皂角甙物质虽然有利于脂肪代谢，但同时也会促进人体碘元素的排泄，经常食用会造成人体缺碘。如果豆腐搭配海带，则可以有效弥补这一缺点，海带碘含量丰富，与豆腐一同烹调，科学健康有营养。

2. 豆腐搭配鱼

豆腐营养丰富，含钙量很高，但是其中所含的蛋白质缺乏蛋氨酸和赖氨酸，而鱼的维生素 D 含量很高，二者搭配，可以促进人体对钙质的吸收，尤其适合于中老年人或是青少年、孕妇等需要补充钙质的人群。

3. 豆腐搭配萝卜

豆腐属于植物蛋白，过量食用会导致消化不良，而白萝卜则有促进消化的功效，与豆腐一同拌食，不仅有利于豆腐中营养物质的吸收，还能有效避免其带来的副作用。值得一提的是，豆腐中含有大量的钙质，而白萝卜并不含草酸，因而不会阻碍人体对钙的吸收。

另外，高营养的豆腐虽然含有大量的蛋白质，但是因为缺少一种人体所必需的蛋氨酸，所以如果是单独烧菜，豆腐中蛋白质的利用率就会降低很多。而将豆腐和肉类、蛋类食物搭配食用则可以有效避免这一问题，提高豆腐中蛋白质的营养利用率。

男子吃姜有讲究

中医学中素有"男子不可百日无姜"的说法，无论鲜姜干姜、老姜嫩姜，都对男性健康大有好处。中医学认为，姜是助阳之品。而现代临床药理学研究也发现，姜具有促进人体新陈代谢、消炎止痛、兴奋人体神经系统的功能，同时对于调节男性前列腺功能具有良好的改善作用，因此，姜常常被用于男性保健以及治疗中老年男性常见疾病，如前列腺疾病、性功能障碍等。

什么样的男性吃姜最好

1. 体质偏寒者

体质偏寒的男性经常会出现畏寒怕冷、手脚发凉，尤其是吃冷食后易腹泻等症状，这类人群非常适合吃姜，姜性温热，可以用来温中驱寒。针对这一特点，姜还可以用于调矫食物的寒性，比如我们经常看到很多人在吃螃蟹时，总是要搭配些姜末做佐料，就是因为螃蟹性寒味腥，而姜的温热之性可以中和螃蟹的寒性，同时还可以消除腥膻，防止寒伤脾胃，避免消化不良。同样的，身患寒证或是体内寒湿之气较重的人群，应该多吃些姜来调理身体，改善体质。

2. 胃寒者

胃寒的男性经常怕食生冷，喜食热饮，甚至会产生干呕清水等症状，这类人群食用姜是非常合适的。尤其是夏季天气炎热，人们因为贪凉而经常吃些冷饮或是凉性的水果，因而很容易造成寒凉侵胃，日积月累，很容易导致脾胃虚寒，这时可以喝点姜糖水，不仅能够有效驱逐体内风寒，对于改善胃寒症状也有不错的作用。

从中医五色五行上讲，姜属于黄色食物。黄色属土，入脾胃，具有健脾胃，助消化的功效。如果脾胃不好，可以每天早上用生姜水冲个鸡蛋空腹喝下，不仅可以冲散胃中的寒气，还能够滋养肠胃。

另外，姜还具有止呕的作用，这一点在我们的日常生活中运用较为普遍。比如沿海地区的渔民出海时嘴里总是要嚼一块糖或是用盐腌制的生姜，有晕车症状的人，在乘车前喝些姜汁，或是在乘车途中嘴里含几片姜，都能够有效抑制晕船晕车造成的呕吐不适。

3. 食欲不振者

民间一直有着"饭不香，吃生姜"的俗语，当人食欲不振或是饭量减少时，可以吃上几片姜或者在烹调的过程中，菜里适当放一些嫩姜，对于改善食欲，增加饭量很有效果。姜能够刺激胃液分泌，促进消化，加快排除积于体内的毒素。同时姜还能够解毒，常见的如鱼、虾、禽肉中毒，或是由于误食木薯、野芋头、野蘑菇，甚至是生半夏、生南星等药物引起的中毒都可以用姜来解毒。毫不夸张地说，姜是人体良好的清道夫，它能够把人体内的多种污秽"扫除"得干干净净。

除此之外，姜还具有提神醒脑的作用。我们知道，辛辣之物可以开窍，窍开则气血畅通，神清气爽。比如人体在夏季由于天气炎热常常会中暑，甚至导致晕厥。此时，如果给晕厥之人灌一杯姜汁，很快就能醒过来。另外一些由于中风等原因而导致的晕倒、昏迷也都可以试试姜汁。

4. 风寒感冒患者

姜在人体受寒的情况下多为食疗之用。比如人在外面淋了雨或者受了风寒，回家后喝上一碗热乎乎的姜汤，身体就会明显地感觉到暖和起来。姜汤之所以能够抵御风寒，治疗感冒，主要因为姜是走"表"的，它性温味辛，能够散寒发汗，疏通因受风邪寒湿之气的入侵而导致阻滞的气机，所以当人体患有风寒感冒时，可以用生姜，也可以搭配些红糖温热服下，片刻之后就会感觉到有一股暖流流遍全身，积聚于体内的风寒往往也就随着人体的汗液而被排出体外了。

需要注意的一点是，生姜汁只能用来治疗风寒型感冒，如果是风热型的感冒则不适用了。人体伤于风热，而生姜汁为温热型药，如果服用，就如同火上浇油，加重病情。

此外，常见的流行性感冒一般不用生姜来治疗。中医认为，流感应该用苦寒中药来进行清瘟败毒，而姜并不具备苦寒之性，因此，流行性感冒服用姜汁效果不大。

哪类男性不宜吃姜

1. 燥热阴虚体质的人绝对不能吃姜

阴虚体质一般表现为手脚心发热，手心有汗，经常喝水可总是口干、眼干、鼻干、皮肤干燥、心烦易怒、脾气暴躁、睡眠质量不佳。换言之，阴虚体质多为燥热体质，而姜性辛温，燥热体质之人吃姜会加重阴虚的症状。

2. 内热较重者不宜食用生姜

人体内热较重者通常患有肺热燥咳，胃热呕吐以及口臭，痔疮出血，痈疮溃烂等症状，这类人群患的多是热性疾病，因此，不宜食用生姜。如果食用，则一定要配伍寒凉药物来中和生姜的热性，才能不加重病情。

3. 肝炎患者忌吃姜

专家表示，肝炎患者最不适宜食用生姜，因为姜的温热之性会引起肝火旺，从而加重病情。因此，在食用生姜的时候，可以同时选择一些舒肝、理气的食物，常见的有山楂、菊花等，把二者放在杯中泡茶喝，这样就可以消除生姜引起的肝火旺盛，避免伤身体。

4. 脱发者用姜要注意

生姜外用可以治疗脱发，因为姜性温味辛，能够有效促进局部的血液循环，刺激毛囊打开，激发毛发再生。但也需要注意一点，脱发属于热性疾病，生姜外用过久会导致生热，用热性药物治疗热性疾病，与中医讲究的"热病用凉药"的祛病原则是相违背的，所以脱发者用姜还是要谨慎，最好咨询相关医生后再进行针对性治疗。

吃姜时间需谨慎

古代医家讲究"一年之内，秋不食姜；一日之内，夜不食姜"，这是有一定科学依据的。

因为秋季天气干燥，燥气会直接或间接地损伤肺脏，此时如果再吃姜等辛热之物，就会加重人体的燥热之气，从而对身体产生较大的副作用。至于夜晚不吃姜，主要是因为夜间是人体阳气收敛之时，天地之气都处于闭合状态，而姜性温味辛主发散，这与人体自然规律相违背。这就好比人体习惯夜晚睡觉，白天工作一样，有些人违背人体生物规律，就会疾病丛生，损害健康。当然，有病需要用姜还是得用，关键要掌握好其中的度和量。

我们经常见生活中有些人喜欢在酒里面泡姜，这其实是个误区。中医认为，生姜和酒，二者皆属于燥热之物，久食饮用，很容易在体内形成积热，这样不仅不利于眼睛健康，还会导致痔疮加重。但是在饮用黄酒时，里面可以适当加一些生姜，因为黄酒味道微苦，但还是要注意少量应用。

此外，我国民间有着"烂姜不烂味"的说法，就是用烂姜来做调料是可以的，但是这是不正确的，姜腐烂后会产生一种有毒物质——黄樟素，这种物质会诱发肝癌、食道癌等疾病，非但不利于保健养生，还有可能引发疾病。

姜还是老的辣

生姜品种繁多，如果从其颜色来分类，有灰白皮姜、白黄皮姜、黄皮姜等。在日常饮食烹调中，用的大部分为黄皮姜；如果从其生长期来看，可分为仔姜、嫩姜、老姜。日常生活中，如果选择作药品或是调味之用，最好选择老姜，因为其味道较浓郁，功效明显；如果炒菜或是腌制食用，则最好选择嫩姜，口感鲜美。

中老年男性随着年龄逐渐增大，常常会出现胃寒、食欲不振、身体虚弱等现象，针对这种情况，如果经常口含鲜姜片，就可以有效刺激胃液分泌，帮助消化。因为鲜姜性温，没有干姜强烈的燥性，因而能够滋润而不伤阴，每天切四五薄片鲜生姜，早上起床后先喝一杯温开水，然后将生姜片放在嘴里慢慢咀嚼，直至生姜的气味溢满于口腔、肠胃，甚至是鼻孔外，具有增强食欲，延缓衰老的功效。干姜性辛温，归脾、胃、肾、心经，入药时一般为温里药，具有温中散寒、回阳通脉、燥湿化痰的功效。不过，需要注意的一点是，干姜只能在受寒的情况下应用，且用量不宜过大，否则很可能破血伤阴。如果还伴有喉痛、喉干、大便干燥等阴虚火旺的症状，就更不适宜用干姜了。

干姜炖鲤鱼

原料：雄鲤鱼1条，干姜、枸杞各10克，盐、料酒、味精各适量。

做法：鲤鱼处理干净，洗净，置于锅中，再添入干姜、枸杞，加水适量，一同煎煮。待七八分熟时，加入料酒、盐、味精等调味品，搅拌均匀即可享用。空腹时服食，隔日吃1次，连服5日。

保健功效：此药膳对由于肾阳虚衰引起的阳痿、畏寒肢冷、腰疼、腰膝酸软、倦怠等症状具有良好的改善功效。其中干姜具有温中散寒、健胃活血的作用；枸杞则能够滋补肝肾、益精明目。

有很多人不确定姜皮该不该留。有的人说，吃姜时最好不要去皮，否则就失去了姜的养生功效。有的则认为姜皮应该去掉，因为带皮的生姜起不到温热身体的作用。专家表示，姜皮是去还是留，主要根据你食用的功效来决定。姜皮具有利水消肿的作用，主要治疗水肿以及小便不利等症状。如果你不是为此功效而食用生姜，则可以考虑去皮。其实，中医学中也有"留姜皮则凉，去姜皮则热"的说法。一般情况下，食用生姜时最好不要去皮，以保持生姜药性的平衡，充分发挥生姜的整体功效，因此，保持去生姜皮的习惯其实并不科学。当然了，某些特殊情况除外。如阳虚体质的人群以及脾胃虚寒患者，或者是搭配食用海带、海蜇、鲤鱼、蟹、绿豆芽、苦瓜、冬瓜、蘑菇、芹菜、莴笋、油菜、白萝卜等寒凉性食物时，最好是去掉姜皮。此外，姜皮、姜汁也都是保健治病的良药，《神农本草经》中将生姜列为上品药材。

生姜调理食谱

1. 红糖姜水

原料：红糖适量，姜片 5 克。

做法：先把姜切成片状或丝状，然后置于锅中，加入红糖和水，开武火一同煮至沸，水开后再煮 10 分钟左右，稍事冷却，即可饮用。

保健功效：红糖姜水一般用于治疗感冒，具有健脾暖胃、退烧等作用。

2. 益母草红糖姜片

原料：益母草、红糖、姜片、红枣各适量。

做法：先把姜片去皮，红枣去核备用。然后将所有食材一同置于锅中，加水适量，开武火煮至沸后，转为文火慢炖约半个小时，即可享用。

保健功效：此汤具有抗氧化、防衰老、抗疲劳以及抑制癌细胞增长的功效，经常食用，保健养生。

3. 生姜红枣茶

原料：生姜 10 克，大枣 30 克，红茶 1 克，蜂蜜适量。

做法：先将大枣洗净后置于锅中，加水适量，蒸煮至熟后晾干。生姜洗净后切片并炒干，也可以添入蜂蜜少量，炒至微黄。将备用的生姜和大枣、红茶一同放入杯中，加沸水 250 毫升冲泡，焖约 5 分钟左右即可享用。每日 1 剂，分 3 次饮服。

保健功效：健脾益胃，补血养血。适用于消化不良、贫血、肠胃不适引起的呕吐等症状。

4. 甘蔗生姜茶

原料：甘蔗 1 根、生姜 10 克。

做法：甘蔗去皮，榨汁。生姜洗净后置于锅中，加水少量，蒸煮至沸后滤渣取汁，将生姜汁倒入甘蔗汁中，搅拌均匀即可享用。可代茶频饮。

保健功效：甘蔗性寒味甘，入肺、胃二经，具有清热生津、滋阴润燥的功效。对于津伤阴虚引起的反胃、恶心、呕吐等症状具有良好的改善功效。此茶养胃化痰、止吐，对胃黏膜具有一定的修复作用。

提高精子质量的食物种类

近年来，男性不育的患者人数逐渐增加，而其中相当一部分患者是由于精子质量不高所导致的，因此提高精子质量成为男性患者们首先要面对的一大问题。其实，生活中的很多食物都有提高男性精子质量的功效。

牢固精子的五类食物

1. 含镁的食物

科学研究发现，镁对于人体的心脏活动具有良好的调节作用，同时还能降低血压、预防心脏病，男性在日常生活中多食用一些含镁丰富的食物可以有效提高生育能力。因此专家建议广大男性朋友，早餐可以吃加牛奶的燕麦粥和适量香蕉，二者含有大量的镁元素，可以保证摄取量。

2. 含果糖的食物

科学家经过实验研究发现，精子的活力与精囊中所含果糖的数量存在密切的关系。如果男性精液中的果糖含量长期保持在一定的低水平，是容易导致少精弱精的，严重时甚至会导致死精症。果糖一般多存在于蜂蜜、梨、苹果、葡萄、菠萝、甜橙等水果中，因此，精子活力相对较低的男性可适当多吃些此类食物。

3. 含精氨酸的食物

精氨酸是构成精子头部的重要成分，具有提高精子活力的作用。富含精氨酸的食物有海参、鳝鱼、泥鳅以及芝麻、山药、银杏、豆腐皮、花生、葵花子、榛子等。其中，海参的作用最为突出，被视为补肾益精的珍品。

4. 含锌的食物

在精子的组成部分中，锌的地位同样不可忽视，尤其是锌对维持男性的生殖功能起着非常关键的作用。研究发现，锌是精子代谢所必需的物质，因此，保证锌的足够摄取量才能有效增强男性精子活力，从而提高男性的生育能力。在日常生活中，含锌较多的食物有虾、贝类、动物肝、核桃仁、牛乳、豆类等。

5. 高钙食物

钙质在精子的运动、维持透明质酸酶的活性以及在受精过程中都有着非常重要的作用。男性体内缺钙，精子运动就会迟缓，精子顶体蛋白酶的活性也会随之降低。生活中常见的高钙食物主要有牛奶、芝麻、鸡蛋、豆制品、虾皮、紫菜、鱼肉等。

生活中增强"精"力的饮食习惯

1. 多吃西红柿

最新的科学实验发现，经常食用西红柿可有效提高精子质量。西红柿含有大量的矿物质以及维生素 A、维生素 C、番茄红素等生物活性物质。而番茄红素是一种非常不错的抗氧化剂，不仅能有效清除体内自由基，还能产生抗癌、防癌的作用。另外，国外的一些科学家也证实，部分水果和贝壳类海产品中的抗氧化物质和番茄红素都有增强男士"精"力的作用。

2. 注意补充微量元素

一般情况下，与男性生育相关的微量元素有锌、硒、铜、钙和镁等。我们上述提到过，锌是男性生殖系统内非常关键的元素，男性缺锌不仅会影响青春期生殖器官和第二性征的发育，还会影响精子的活动能力，甚至削弱人体的免疫能力，从而诱发男性前列腺炎、附睾炎等感染性疾病。如果男性体内硒的缺乏较为严重，则会导致体内过氧化物的浓度升高，从而对男性生殖系统以及睾丸都造成相当程度的伤害。因此，男性在日常饮食中要注意摄取营养的多样化和全面性，多吃含锌、硒元素较高的食物，如牛奶、玉米、黑米、黑豆等。

3. 多吃南瓜子

南瓜子中含有相当丰富的锌元素，经常食用不但可以促进睾丸激素的分泌，还能有效增加精子的数量。另外，南瓜子中的维生素 C 也有提高精子质量的功效。科学家通过研究发现，男性经常吃南瓜叶和南瓜子、白洋葱、姜、西红柿等食物，如果再保持适当的体育锻炼和维持健康的体重，摒弃抽烟、过度饮酒等不良习惯，那么，男性的精子质量会有很大的改善。

4. 南瓜叶汁液

从南瓜叶中提取的新鲜深绿色汁液用等量的鲜牛奶稀释后，每天饮用，可以起到非常不错的滋补功效，增加男性性欲，提高精子质量，改善生殖能力。

5. 动物睾丸

对于阳虚体质或是出现少精的男性，日常生活中可以多食用些动物的睾丸，诸如羊睾丸之类，也可以同时服用鹿茸等，以温阳补肾，增加精液中的锌含量，改善精子质量。另外，一些鱼贝类食物，如鳗鱼、鳝鱼、虾，植物种子如松仁、核桃、芝麻等，这些温补食物也有助于精子的生成。

保养精子的小食谱

1. 猪肾包核桃

原料：猪肾 1 对，核桃仁 10 克，山萸肉 9 克，补骨脂 8 克，盐适量。

做法：先将猪肾剖开，然后将备用的核桃仁、山萸肉、补骨脂放入猪肾中，再缝好切口，置于锅中，加水适量，开火煮至沸，加盐调味煮至熟即可。

保健功效：强肾健脾，补虚养生。

2. 羊肉山药汤

原料：淮山药 120 克，肉苁蓉 100 克，羊肉、菟丝子、核桃仁各 150 克，葱白 10 根，粳米适量。

做法：将上述所有材料洗净后置于锅中，加水适量，开武火煮至沸后，转为文火慢慢炖煮至熟，即可食用。

保健功效：健脾补肾，温阳补虚。

3. 羊肾肉苁蓉汤

原料：羊肾2个，枸杞8克，巴戟天9克，肉苁蓉、熟地各10克，盐适量。

做法：将上述所有材料一同放入锅中，加水适量，开武火煮至沸后，转为文火慢慢炖煮至熟，加盐调味，然后再滤渣取汁，食肉饮汤，每日服用1次。

保健功效：健肾养生，补虚滋养。

4. 鹿肉枸杞汤

原料：鹿肉50克，枸杞、何首乌各适量。

做法：将鹿肉和枸杞、何首乌一同置于锅中，加水适量，开武火煮至沸后，转为文火慢慢炖煮至熟，加盐调味，然后滤渣取汁，食肉饮汤。

保健功效：滋补强肾，改善男性生殖功能。

5. 公鸡米酒汤

原料：公鸡1只，米酒500克，盐适量。

做法：公鸡去毛去肠杂，切成大小适宜的块状。锅中加油烧热，放入鸡块，加盐炒鸡肉至熟，然后取出置于碗中，加米酒，再置于蒸锅中隔水蒸熟，即可食用。

保健功效：补肾护精，补虚养生。

6. 五子保精汤

原料：韭菜子、菟丝子、五味子、女贞子、覆盆子、枸杞各等量。

做法：将五味药材放在一起，研成细末，每次服用之前，取10克左右置于杯中，加沸水250毫升进行冲泡，焖约5分钟后即可饮用，每日 2 次，用温开水送服。

保健功效：益肾护精，提升精子质量。

7. 猪肾山药汤

原料：猪肾 1 个，淮山药、枸杞各 15 克，山萸肉 12 克，盐适量。

做法：将所有食材处理干净，放入锅中，加水适量，开武火煮至沸后，转为文火慢慢炖煮约 2 个小时，加盐调味即可享用，吃肉饮汤。

保健功效：健脾益肾，养精护精。

8. 洋葱生蒜汁

原料：新鲜白洋葱、生蒜各等量，无醇白葡萄酒适量。

做法：将等量的新鲜白洋葱和生蒜压碎，然后置于无醇白葡萄酒中，浸泡半个月左右，即可服用。每天服用 3 次，每次 100 毫升。

保健功效：此汁液能够恢复受损的生殖组织。

9. 丁香树根汁

原料：丁香树根 200 克，30~40 度的酒精适量，橙汁 500 毫升，天然蜂蜜 1000 毫升。

做法：将丁香树根置于酒精中浸泡半个月左右，然后滤渣取汁，与备用的橙汁和蜂蜜搅拌均匀，即可服用。每天喝 2 次，每次只需喝一口。

保健功效：此汁液能够有效恢复精子质量。

10. 海参糯米粥

原料：糯米 100 克，海参适量。

做法：先将海参浸泡于水中片刻，然后清洗干净，切片，置于锅中，加水适量，开武火蒸煮至烂。然后将煮烂的海参置于糯米中，加清水少许，熬煮成粥经常食用即可。

保健功效：护肾补虚，尤其适用于肾精亏损者。

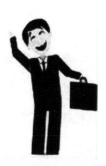

PART THREE 第三章

运动的男人最年轻

运动从轻松的步行开始

步行的速度一般要比散步稍快，因其轻松易坚持，所以越来越受到人们的欢迎。步行虽然没有跑步对人体的保健功效那么显而易见，但是其作用同样不可小觑。在步行之前，最好要做一些热身，以放松肌肉和肌腱。在刚开始走的时候要注意缓行，然后再逐渐提高速度。这种循序渐进的步骤，能有效避免肌肉由于突然受激而产生的酸痛感。即使在刚开始走路的时候膝关节会产生一定的疼痛，也无须担心，因为这种不持续的疼痛并不是病理性的，而是由于长时间没有进行专门的步行训练所导致的必然结果。另外，步行的姿势也非常关键，尤其要避免拖着脚走路，或是脚尖踢步等不正确走路法，最好要脚跟先着地。步行的过程中，身体保持略前倾，腰背挺直，双臂自然下垂，同时协调地前后摆动于身体两侧，步态要均匀沉稳有节奏，因为全身的力量基本都着力在脚掌的前部，着地重力要一致，保持精神良好，充满力量的状态，以达到锻炼身心的目的。

步行对于促进人体心脑血管系统的活动能力，提高呼吸肌的功能以及降低血液中的胆固醇含量、减少高血压的发生等方面都发挥着非常重要的作用，尤其适合于慢性关节炎患者、胃肠道疾病和高血压恢复期患者作为日常保健的方式。另外，有一点需要注意的是，步行过程中每个人都要根据自己的身体状况量力而行，不要想通过一次运动就能达到非常明显的效果。

定量步行

这种步行方法是建立在达到一定的运动负荷基础之上，给自己设定一个合适的运动量，以防身体过度消耗，改善疲劳症状。定量步行是按照特定的路线、速度和时间，走完规划好的路程。经常保持定量运动的习惯对于提高人体心肺功能，促进血液的循环是非常有好处的。

在做定量步行时，可以在平坦路面和爬坡路面交替进行，快慢结合，这样能够最快、最好地达到锻炼效果。例如，在 5°斜坡上走 100 米，增至 10°斜坡上走 15 分钟，再在平地上以 20 分钟为限走 1000 米。非常适合于锻炼老年人心肺功能，对于患心血管系统慢性疾病和肥胖症的患者非常有效。

据相关研究显示，定量步行法在日本又叫医疗散步，期限通常维持在 3 个月左右。这种锻炼方式主要是针对消耗大量的热量为标准进行的，运动强度一般以脉搏为尺度。具体的定量方法是：60 岁以上的老人，最初以 1 分 30 秒走 100 步为标准进行练习。每隔 3 日就增加 50 步左右。第 18 次时，要求在 10 分钟内走 1000 步；第 23 次时，要求在 12 分钟内走 1250 步；第 30 次时，要求在 15 分钟内走 1600 步；到第 37 次时，要求在 18 分钟内走 1950 步。每次锻炼的时间一般是 40 分钟左右。以上是在基本情况下做出的标准，不过在实际步行过程中，还是要根据自身体质做出适当的调整。经过检测发现，坚持这种步行锻炼的肥胖者，腰腹部的大量脂肪能得到有效消解；而对于高血压患者来说，能够使收缩压降低 5～10mmhg，舒张压降低 5mmhg 左右。

摆臂步行

摆臂步行是指在步行锻炼中有意识地摆臂，以此来达到健身效果的一种运动方式。具体的方法是在步行的过程中，两臂有节奏地前后摆动，这种锻炼方式可以有效增进肩关节、肘关节、胸廓等部位的活动力。通常情况下来说，每分钟行走 60～90 步是比较合适的，能够扩大肩部、胸廓的活动，从而缓解或预防各种颈椎病、肩周炎等，尤其适合于患有呼吸系统疾病或是肩关节周围产生炎症的人群，如上下肢关节炎、慢性气管炎、肺气肿等疾病。

赤足步行

中医经络学说中提到，全身的脏腑和组织在人体足底都有一定的投射区，光着脚走路可以让足底的肌肉、筋膜、韧带、穴位得到良好的按摩和有效的刺激，从而改善身体不适，调理疾病症状，达到保健养生、防治疾病的效果。赤足步行最好坚持半个小时左右，地点则选取在有小圆石的路面上。赤足步行适合于体虚及慢性胃肠道疾病患者，保持赤足步行的习惯，能够聪耳明目，提高人体精神。

目前由于旅行的兴起，很多人选择沙滩赤足步行，这当然也是非常不错的选择。如果你的健身地点临近沙滩，可以在运动结束后在沙滩上赤足步行片刻，以刺激脚底的经络和穴位，放松全身肌肉和组织，舒缓大脑紧张和神经压力。

对于赤足散步，需要我们注意的是，糖尿病足患者是不适宜进行赤足散步的。因为糖尿病足患者本身就是由于神经发生病变而导致双足不能正常地感知疼痛，此时，如果脚被石子划伤弄破，人体不容易察觉到，很有可能会引起其他意外。再加上许多人有视力障碍，在石子路上踉踉跄跄的走路是比较危险的，所以并不提倡糖尿病足患者采取赤足步行的方式进行健身锻炼。

后退步行

后退步行是一种在步行的过程中，掉转身体方向，背身行走的一种锻炼方式，也是一种"反序运动"法，其目的在于刺激人体的神经系统，以提高人体的平衡性和灵敏度。科学研究表明，后退步行对人体健康是非常有益的，因为后退走路可以将腰部挺直或稍微后仰，这样就会使得脊椎和腰背肌承受更多的重力和压力，使脊椎和背肌都受到锻炼，从而促使气血充盈。在人体所有的肌肉中，负责反向运动的肌肉数量要远远少于正向的肌肉数量，可以说，它是人体中最为脆弱的一个环节。而后退步行则可以有效弥补这种先天的不足，使身体双向的肌肉都变得饱满有力。而结实健壮的反向肌肉能够有效抵抗或缓冲来自外界环境中的各种冲撞力与挤压力。所以说，这种"反序运动"对反向肌肉的锻炼会有助于人体应对一些意外事故或外伤的发生。除此之外，后退步行对于那些整日伏案工作的人来说，可以有效缓解疲劳和消除腰背酸痛之苦。这项运动也适合于中年人常见的各种慢性腰背疼痛，恢复腰部肌肉活力，锻炼组织功能。

1. 动作要领

在后退步行的时候要将双腿用力挺直，膝盖不要弯曲，这样会使膝关节周围的肌群和韧带都得到锻炼。在走路的过程中应以脚跟着地，可使踝关节和足跟骨得到锻炼。因为倒着走对人的空间感和知觉能力都要求很高，因此初学者在刚开始时最好集中精力，同时要选择平坦的路面进行。

2. 注意事项

初练者要注意控制运动的强度，可以先倒着走 50 米试试，找到感觉后再逐渐加大练习量。另外，穿反光的衣物或鞋子也是很有必要的。因为倒着走看不见其他的人和车，容易发生危险。如果有条件，最好是与他人结伴而行，一人正走，一人倒走，这样就可以有效避免潜在的危险，确保安全。练习的场地最好是选择一些自己熟悉的、平坦宽阔、人流较少、没有障碍、环境清幽的地方，如果腿脚不方便的人群，更要注重安全因素，以防摔倒。其实最重要的还是要根据自己的身体情况量力而行，不论在任何情况下，身体都不能失去平衡而过分前倾或后仰，更不要急速转头，以免发生意外。

后退步行具有一定的特殊性，有一些人群是不适合练习的。如患有颈椎病、椎基底动脉供血不足和血压不稳定的人，不适合倒行。因为这些患者在倒走的过程中极易引发头晕、昏厥的情况。而有些颈椎病患者在倒行的时候向后仰头会使椎动脉受压而造成头晕跌倒，导致骨折。所以，专家建议，患有这些疾病的人群最好不要进行后退步行。除此之外，高龄或是肢体不灵活的老人在后退步行时没有眼睛的密切配合，也是很有可能发生扭伤、跌倒等意外情况的。另外，动作不协调，稳定性差的人群，在路面不平或遭遇外物稍有碰触时，也极易发生意外，因此，要多加注意，最好和同伴一起运动。

雨中步行

雨中步行是一种特别而新潮的运动方式。在午后夕阳中散步可以怡情养性，而在雨中步行却有很多晴天散步所无法替代的保健功效。随着一场细雨悄悄降落大地，会给人一种"润物细无声"的美妙感觉，能够洗涤尘埃污物，净化空气，路面更清洁，空气更清新。到户外冒着细雨散步，空气中含有的大量负氧离子，有助于人体降低血压，也有助于消除阴雨天气带来的抑郁和烦闷情绪，调节人们紧张的神经，使人豁然开朗。另外，人体适当接触雨水还有助于增强人体对外界环境的适应能力。这种步行方法适用于精神长期紧张和压抑的都市白领一族。

在雨中步行时需要注意的是，尽量选择毛毛细雨的天气外出散步，如果是雷雨天气或是雨势很大时，则不宜外出，或是要穿着雨衣，以防感冒或发生意外。雨中步行的持续时间最好在 15 分钟左右为宜。

阳光步行

我们知道，人体经常晒太阳可以增强组织的新陈代谢和抵抗力，同时适当的紫外线照射可以促进体内维生素 D 的合成。根据研究发现，阳光中的紫外线可以促进皮肤中的脱氢胆固醇生成前维生素 D_3，然后再依靠皮肤的温度转化为维生素 D_3，随后由淋巴等转运吸收进入血液，经过肝脏和肾脏中羟化酶的作用生成活性维生素 D。活性维生素 D 可以有效促进肠道对钙、磷等营养元素的吸收，促进骨骼形成，从而达到预防骨质疏松的作用。除此之外，阳光中的红外线还可透过皮肤进入人体的皮下组织，以达到提高温度的作用，使血管扩张，加快血液循环以及全身的新陈代谢。紫外线还可以刺激造血细胞增殖，提高造血功能。科学研究表明，人体多在阳光下步行有助于保持牙齿和骨骼的健康。从中医学来看，太阳能够补充人体正阳之气，使人精力更加充沛，组织运行良好，以达到预防寒邪，治疗疾病的功效。

阳光步行时需要我们注意以下几点：

（1）在阳光下步行最好选取早 8：00～10：00 的时间段，要避开午间的强光照射，防止晒伤。

（2）中老年人每天阳光步行的时间以不超过 1 小时为宜，过程要讲究循序渐进，逐步增强皮肤对光的耐受力。避免皮肤长时间在烈日下暴晒，期间也可以穿长袖、戴遮阳帽等有效阻挡强光照晒。

（3）日常饮食中要多吃富含维生素 C 的蔬菜和水果，也要多喝水，预防人体脱水的同时，还可增强皮肤抗紫外线损害的能力。

负重步行

负重步行是指在走路锻炼中适当增加负重量，一方面可以有效增加运动量，另一方面对于提高心肺功能和增强肌肉力量也是非常有好处的。负重步行适合于肥胖者及中青年人。负重的方法一般有背负重包或是拿哑铃等器具来代替负重包。有些人用双手握重量较轻的哑铃步行或慢跑。其实，饮料瓶中加适量水也可做临时哑铃。有些人选择在小腿上捆绑重物如沙袋等进行步行训练。选择手持哑铃的方式进行负重走，随着手中负重感逐渐加剧，手臂会逐渐下沉，进而可以增强胸大肌、背阔肌、三角肌等上身肌肉。选择小腿负重的方式，则可以增强腿部肌肉。不过需要注意的是，小腿负重要循序渐进，从轻重量开始，再逐步增加重量，负重不宜过大，以 1 ~ 3 千克为宜。同时，在运动计划中也要有意地加入力量锻炼。选取具有小坡度的路，每次走大约 2000 ~ 3500 步，每日 2 次。

抬腿步行

抬腿步行的关键在每走一步就要抬腿一次，将腿尽可能抬高，双腿保持 90 度弯曲或是伸直皆可。这种步行方式对人体髂腰肌和髋关节有良好的锻炼作用，能够起到抻筋拔骨的作用，所谓"筋长一寸，寿长一年"。一般情况下，抬腿步行适用于大部分人群，如果是站立不稳的人，在锻炼时最好有他人陪伴。其实，这个动作尤其适宜于中老年人，尤其是高发疝气的人群。因为中老年人生活中由于走路少，或者是走路不用力、年老退化等原因造成了腰腹部及腿部力量的衰退，所以较易出现双腿无力或摔倒等问题。另外，由于人体腹股沟附近的肌肉活力下降，是很容易出现腹股沟疝气的。而高抬腿步行法正是以加大腿部、腹部、腰部肌肉的运动为主要目的的，尤其是大腿根部肌肉的强度与弹性，同时还能提高下肢的肌肉功能，有效防止和控制腹股沟疝气。抬腿步行的运动强度不大，每天行走 200 步左右为宜，要注意循序渐进，避免突然运动过度，否则是很容易拉伤肌肉的。

在抬腿步行的过程中，需要我们注意的是，由于抬腿步行是一项对身体拉伸性及柔韧性要求很高的运动，除此之外，对人体平衡感也有极高的要求，因此，在做运动前一定要做好热身活动，同时尽量选择一些车流量少、人流量小的安全路段。

野外徒步

近年来，很多电视台都推出了类似野外生存的节目，而野外徒步无疑是野外生存的基础和关键。通常情况来说，野外徒步对身体的综合素质要求极高，我们偶尔进行一次野外徒步，不仅可以有效提高身体的素质，而且对人的意志力也是一个相当不错的锻炼。

野外步行通常距离较长、时间较久。如果在平地中步行，要掌握好速度和步伐频率，而遇到地面路况较复杂时，则以小步幅为主，同时步伐和手臂要协调配合，以匀速的节奏步行，眼睛平视前方，用余光对道路两边的障碍物进行排查，不要过快的行进，以免受伤。

野外徒步时，最好准备两双合脚的运动鞋，可以在遇到突发情况时替换穿。另外，不同的鞋子穿在脚上所造成的压力是不同的，替换穿还能改善脚部局部位置长时间承受压力的状况，从而减少产生水泡和肿胀的可能性。要想保持脚部健康与卫生，一双吸水力强、能确保干爽的袜子也是非常必要的，因为潮湿的鞋内环境是细菌滋生的温床。

简单易行的全身运动

散步

散步是最简单的全身运动，适用人群非常广泛。通常情况下，散步适宜到空气良好的地方，以慢速或中速行走，散步可以消除疲劳，放松大脑，是调节精神状态的良方。人体在散步时，腹部肌肉保持收缩，呼吸程度加深，促使膈肌上下运动加强，加上腹壁肌肉运动对肠胃起到按摩作用，消化系统的血液循环会加强，从而使胃肠蠕动功能改善，消化能力提高。散步作为一种全身性的运动，能够按摩到全身大部分的肌肉与骨骼，可以提高人体代谢活动，使肌肉变得强壮，血液循环更加通畅。对于中年人来说，可以有效减少动脉硬化的可能性。散步这种运动非常适合患有冠心病、脑卒中后遗症、高血压病、呼吸系统疾病等症的中老年人。

散步时有一些动作要点需要我们注意，因为只有方法科学，才能达到舒适身心的目的。在散步中，身体肌肉应尽量保持放松，脊背挺直。在迈步时，最好是整个脚掌先着地，然后脚后跟再着地。脚向前迈步时，先伸出脚背，换脚过程中，保持步伐轻盈，速度稍快。挺胸、抬头、收腹、双臂自然摆动，眼睛直视前方，腰部挺直不随意晃动。散步就要全身心的放松，不要绷紧某一部分的肌肉，脚趾不要过度用力，以免影响体力。

散步作为一种运动方式，也是有一些注意事项的。

第一，散步最好在饭后半个小时后进行，散步超过 20 分钟才能起到保健锻炼的功效。

第二，散步时最好穿运动鞋，避免穿皮鞋和高跟鞋，衣服尽量合体、宽松，不束缚肌肤。

第三，散步的地点最好选在地势平坦的空旷区域，或是其他环境清幽，空气清新的场所。

第四，患有急性疾病的患者在散步的时候要注意随时携带急救药物，一旦感觉身体不适，原地休息，迅速服药，并且及时就医。

登山

"会当凌绝顶，一览众山小。"山顶的风景美不胜收，让人的心情也豁然开朗。登山作为一项全身运动，需要人体各组织充分配合，发挥协调作用，同时克服种种困难，最终登顶的那一刻，便会获得巨大的成就感，这也在无形之中达到了锻炼身体的目的。

登山与平地行走是有很大区别的。人体在登山的过程中，上身要向前倾斜，重心分散在两脚上，这样做一方面可以节省体力，同时还能保持平衡和稳定。在登山过程中，需要灵活应用动作要领，脚尖、脚跟、脚掌这三个部位应该像轴承一样转动并向前方迈进。因为长程徒步，登山者只有保持身体的稳定平衡，才不至于很快疲劳。在行进过程中，利用两臂的自然摆动，保持重心的平稳。当然了，这个过程中如果腰部不平衡，身体还是无法保持稳定的。所以腰部的正、直是非常关键的。通常登山者都背有背包，背包的重量无形之中增加了腰部的稳定性。

登山的步伐和节奏也同样是一个需要注意的问题。登山的节奏关键在"匀速"二字，速度过快会导致体力迅速下降，速度过慢则会达不到健身锻炼的效果。同时调节呼吸也是非常重要的，一般情况下，登山适宜采取深而大的腹式呼吸，这样可以为身体组织提供大量氧气。

登山同样有一些注意事项：

第一，首先要选择一双适合自己脚的登山鞋，因为登山是一项时间较长的运动，鞋子的舒适程度非常重要。鞋子要跟脚舒适，鞋帮不要太高，一方面要使脚跟能够灵活运动，另一方面也可避免过高的鞋帮对脚踝产生磨擦，影响登山的步伐。鞋带要绑得松紧适宜，最好穿两双袜子，吸汗的同时可以有效减少磨擦。

第二，初学者在登山前最好要在平地进行一定的负重训练，因为上山步行要比平地练习更加耗费体力。如果是去一些不熟悉或是地势险要的山，一定要邀请资深登山者进行陪伴和指引，而且要选好天气再出发，同时也要考虑自身的身体状况、团体及个人的能力与装备等。

第三，登山是一项耗损体力的运动，在登山的过程中感到体力不支的时候，一定要注意休息，切不可盲目坚持。

第四，在登山的过程中，步伐的频率不要太快。在水平路面或是较为平缓的坡度上行走，一般不会遇到太大的困难，但是随着攀爬的进行，地势越来越陡，路面条件和情况会变得更加复杂，甚至还会不时出现一些突出的岩石、树枝挡住道路，所以，我们在开始登高时步伐尽量要小，速度要保持和走平地时一样。当然了，如果我们在平地的步行速度过快，一旦遇到山路，就会觉得体能不够。科学的登山法很忌讳拖着脚步走，尤其是面对崎岖不平的山路时，大量的石子和树枝，稍不注意就容易发生意外，所以，要尽量将脚抬起至适当高度，再配合手臂的摆动及肩部、腰部的平衡，按照自己的节奏往上爬，节省体力的同时，还能达到愉悦心情的目的。

我们在登陡坡时，尽量不要直线攀爬，这是一种十分危险且耗费体力的方式，如果路面足够宽阔时，可以蛇行而上，这样不仅省力，还能最大限度保证登山者的安全。如果山路很窄，无法进行蛇行攀爬时，就需要降低速度以保证安全了。

第五，下山时不要一味往下冲。我们经常听到"上山容易下山难"这句话，下山时不但没有上山时那般轻松，而且还极易发生意外。由于地心引力的关系，下山时人体的速度会自然加快，脚也会自然向前伸出。此时，如果不看好前方的路面状况，也没有做好脚步应踏在哪里的判断，一味地向下冲，这样容易滑倒，脚跟和膝关节也容易造成损伤。因此，下山时最好将身体微微向前倾，而头部和腰部则稍微后仰，以保持身体重心平稳。鞋底必须贴紧地面，让身体的重量分散在整个脚掌，以防滑倒。鞋带要绑紧，膝关节微屈，一步步踏稳下山的步伐。

摩腹步行

摩腹步行在我国具有悠久的历史。早在孙思邈的《千金翼方》中就有提到："平日点心饭吃，即自以热手摩腹，出门庭行五六十步，消息之。"又说："中食后，还以热手摩腹，行一二百步，缓缓行，勿令气急，行讫，还床偃卧，四展手足勿睡，顷之气定。"意思是每餐饭后用温热的手掌摩腹并结合轻松的散步，这样可以促进胃液的分泌及胃肠道的排空，改善肠胃动力，对于常见的消化不良以及胃肠道的慢性疾病，都有很好的缓解效果。手法可以从上到下，从左到右，手掌以顺时针方向轻轻环转推摩。保持摩腹步行的良好习惯，对身体保健是大有裨益的。

　　孙思邈曾经提出："食毕摩腹，能除百病。"说明这一方法在当时已经用于疾病的治疗。诸如我们生活中常见的消化不良、慢性胃炎、慢性肠炎、慢性胆囊炎或胃肠神经官能症等疾病，都是本法的适用范围。另外，摩腹还是一种对人体内脏的良性刺激。揉按，通过神经传送到大脑皮层，会引起有益于调节各种生理功能的条件反射，从而缓解多种疾病的症状，产生治疗的效果。摩腹运动需要注意的是，不要吃饭完立刻就做，做这项运动最佳的时间是饭后半小时或一小时。摩腹动作如下图所示：顺时针可缓解便秘，逆时针可治疗腹泻，以下这三种摩腹方法相结合，对于胃肠道循环具有很大的促进作用。

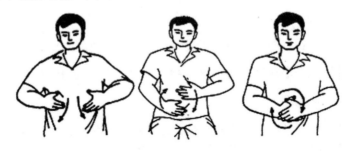

　　摩腹不仅仅是简单的按摩运动，对于肠胃及腹腔的经络和穴位也有一定的刺激，从而扩大其保健效果。可以对以下几个穴位进行按摩保健。

1. 揉膻中穴

　　取穴：该穴位于人体胸部的正中线上，平第4肋间，两乳头连线的中点。

按摩手法：先用一只手的大鱼际紧贴于膻中穴，然后旋转揉动 30 次左右，换手同法操作。

保健功效：能够宽胸理气、宁心安神，促进心肺功能健康。对于预防冠心病、气管炎等疾病有着很大的作用。

2. 摩中脘穴

取穴：中脘穴位于腹部，前正中线上，胸骨下端和肚脐连接线中点。

按摩手法：将一手大鱼际贴于中脘穴上，顺时针、逆时针方向环形摩动各 30 下，换手同法操作。

保健功效：能促进胃蠕动，使营养物质得以充分吸收，延缓各脏器组织的衰老。

3. 按揉天枢穴

取穴：位于人体中腹部，脐中旁开 2 寸处，将食、中、无名三指并拢，肚脐左右三指的宽度就是天枢穴。

按摩手法：将两手的中指指腹端置于天枢穴两侧，然后由轻到重逐渐用力，按到一定深度后再逐渐上提，此套动作重复 10 次左右，最后在该穴上旋转揉动 30 次。

保健功效：可以调整胃肠功能，改善消化状况，温补肾阳，使全身气血充盈。

4. 揉气海、关元

取穴：气海穴位于人体的下腹部，直线连接肚脐与耻骨上方，将其分为十等份，肚脐 3/10 的位置，即为此穴。关元穴位于人体的下腹部，前正中线上，从肚脐到耻骨上方画一线，将此线五等份，肚脐往下 3/5 处，即是此穴。

按摩手法：将两手掌相叠，掌心贴于气海、关元两穴上，以先顺时针后逆时针的方向揉按两个穴位各 30 下。

保健功效：这种针对关元穴和气海穴的按摩，能够有效增强身体的免疫功能，使人体组织中针对病毒的特异性抗体产生的时间缩短，同时维持的时间延长。另外，还能调整人体的内分泌，推迟性功能衰退的时间，保持泌尿、生殖系统功能正常。

5. 揉神阙穴

取穴：该穴位于人体的腹中部，脐中央。

按摩手法：两手掌相叠，掌心贴于神阙穴上做环状运动，按顺时针方向做 10 次，然后再按逆时针方向做 10 次，反复交替进行，直至产生热胀为止。

保健功效：能够和胃理气、健脾和中，补充后天水谷精气，延缓人体衰老。

办公族的最佳运动方法

上班族在日常的生活中，因为工作压力大，忙碌紧张，没有时间锻炼，日积月累，总是感觉自己的身体疲倦与疼痛。其实，白领族在办公室里面也可以做一些"小动作"，因地制宜进行健身运动，不仅可以保持身体健康，还能提高工作效率。下面就为大家简单介绍几种办公室运动方法。

办公室锻炼六招

很多白领由于长期待在办公室中，没有机会进行体育锻炼，不过，来自美国的健康专家指出，白领们可以在办公室里进行一些简单有效的锻炼。

1. 伏案工作时

因为我们坐在椅子上工作的时间较久，所以保持一个正确良好的坐姿是非常重要的。选择一把有靠背和扶手的椅子，工作的时候，尽量让自己的两前臂保持平行，膝盖与脚保持 90 度。另外，在背部下方垫上一个柔软的靠垫，可以缓解腰背部酸痛。

2. 复印文件时

当你在复印文件的时候，等待的过程可以适当放松自己的脖子和肩膀肌肉，缓慢地转动头部，伸展四肢，活动肩关节。这些简单的小动作可以有效缓解人体在伏案工作时身体所承受的压迫感。

3. 尽量少乘电梯

每天上下班的时间，尽量少搭乘电梯，改为走楼梯。除此之外，如果时间和距离适当，每天上下班保持步行，也是很好的锻炼方式。

4. 午餐休息时间

白领族在吃完午餐后不要急着回到办公室坐着或继续工作。"饭后百步走，活到九十九。"这句谚语是有一定道理的。不要小看这短距离的散步，它不仅可以帮助胃肠消化，而且可以放松身体的多个部位及关节，还可以调节心情，缓解压力。

5. 做下蹲运动

白领族在休息时间可以适当做一些下蹲运动。双脚保持分离，距离与两肩宽度相等，然后双手扶着椅子慢慢下蹲，起身站立。这个动作可反复做 10 次左右，休息片刻后继续。下蹲运动可以有效锻炼大腿和背部肌肉。

6. 喝茶或咖啡时

工作间隙，不妨为自己泡杯茶或者冲杯咖啡。在这个时间里，你可以单腿轮流站立，并最大限度抬高一条腿，或者双腿并拢站立，弯腰，同时用自己的双手掌触摸地面。

上班族桌边运动

1. 屈膝上提

这个动作主要是训练大腿前侧和下腹部的肌肉。

首先，坐在滑轮固定的椅子上，保持颈部放松，背挺直，肩靠于椅背上，然后用双手撑住椅边，期间要提气、挺胸、缩小腹，先吸气，然后在吐气时慢慢屈膝并把双脚向上抬，抬脚的高度要根据个人体能而定。

提醒：做这个动作，要始终保持背部挺直，大腿尽量与身体呈 90 度。也可以用单脚屈膝上提，这样会比较省力。

2. 屈膝上提之伸展运动

站在椅子背后或是站在墙壁、桌子前面。单脚提起，用同侧手抓住脚踝，另一手扶住椅背。保持这个姿势 20 秒左右，另外，膝盖要适当弯曲和放松，这样能有效避免韧带受伤。

提醒：这个动作需要防范身体前倾。

3. 跪姿伏地挺身

这个动作主要是锻炼胸大肌及后手臂的肌肉力量。

保持屈膝的跪姿，身体微微前倾，背部挺直，双手朝前扶住椅子的两边。然后进行吸气，重心往下压。吐气时，肘关节要放松，慢慢将身体推上来。

提醒：下去时的角度因人而异，另外，椅子可改成桌子或墙壁。

办公室脊椎运动

办公室脊椎运动分为斜方肌抻拉、稳定腹部训练法、办公桌上的背屈伸、脊椎扭转性练习这几种，下面就为大家简单介绍一下。

1. 斜方肌抻拉

先将左手臂高举，然后绕过头顶正上方，扶住右耳，过程中头部自然向左倾斜。右臂耸肩后放松，尽可能最大限度地做抻拉运动。左右轮流进行，每侧8次，共做2组。

2. 稳定腹部训练法

首先，将臀部置于椅子前1/2处，小腹收紧，双臂上举拉长脊椎，这是准备姿势。

其次，背部挺直，将双臂移到小腹前侧，在吸气的同时，水平抬起一侧的大腿，呼气时放下，双腿左右交替进行。每组20次，共做2组。在做此套动作时，小腹要始终保持收紧状态。

最后，继续保持背部挺直，双臂水平前举，双腿伸直。左右轮流进行，每组坚持10秒钟，每组20次，共做2组。

3. 办公桌上的背屈伸

将双臂伸直后放在桌上，躯干前倾尽量贴至大腿前侧，然后头部先抬起，随后颈部、胸椎依次离开并向后伸展，双臂移到身体后侧。前屈时需要注意将腰、胸、颈椎依次屈起，最后将头埋于两臂之间并尽量使躯干贴向大腿。

4. 脊椎扭转性练习

反坐于办公椅上，收紧小腹，双臂水平前举，眼睛始终注视手臂，身体左转，同时保持髋关节稳定，防止前倾和后倾。另外，过程中要保持上身直立不倾斜。左右轮流进行，各做6次，共做2组。

小动作防止"鼠标手"

长期从事打字工作或电脑制图的人如教师、IT 技术研发人员、编辑、记者、撰稿人等,最容易患"鼠标手"。患有"鼠标手"的人,最初感觉手腕莫名其妙的刺痛、酸麻以及无力,因其只是断断续续发作,所以很容易被人们忽视。手腕关节因长期密集、反复和过度活动,以至造成腕关节的麻痹和疼痛,这种病症也迅速发展成为日渐普遍的现代文明病。"鼠标手"并非是什么不治之症,只要你安排好工作和休息的时间,就可以轻松解决这一问题。下面,就为大家提供几个简单的小方法来避免"鼠标手"。

1. 鼠标的位置越高,对手腕的损伤越大

一般情况下,鼠标的位置越高,以及距离身体越远,对手腕的损伤程度也就越大。因此,在工作中,我们应将鼠标尽量放在一个相对较低的位置,当上臂与地面垂直时肘部的高度为放置鼠标的最佳高度。另外,键盘的高度也应该和这个差不多。很多电脑桌没有鼠标的专用位置,如果人们长期使用置于桌面上的鼠标,会对健康造成非常大的损伤。同时,鼠标和身体的距离过远,也会对人体肩背部造成很大的压力。如果将鼠标放在桌上,这种受力是由肩肘负担,很容易导致颈肩腕综合征。上臂和前身夹角保持 45 度以下,是鼠标距离人体的合适距离,如果放置得太远,上臂和肩膀会一同前倾,就会造成关节、肌肉的持续紧张。

2. 升高转椅可防"鼠标手"

在工作中如果调节鼠标的位置较为困难,可以把键盘和鼠标都放到

桌面上，然后升高转椅。桌面相对降低，不仅缩短了身体和鼠标之间的距离，同时，鼠标的高度也相对降低了。

使用科学的方法放置鼠标，可以大大降低"鼠标手"的发病概率，让每一位常坐在电脑前的上班族都可以轻松、愉快地做好自己的工作。

3. 提高手腕力量的小动作

下面为大家介绍的一些训练腕部的力量以及手指灵活性的小动作。一般情况下，"鼠标手"一侧的肩部比另一侧肩部的劳损、酸痛等症状更为明显，因此必要的肩部训练也是必不可少的。

动作1：用手表作为辅助器械，按顺时针方向或逆时针方向转动手腕25次，左右交替，也可同时进行。

功效：缓解手腕肌肉的酸痛感。

动作2：手握有一定重量的水瓶，首先手掌向上握水瓶，做自然下垂以及向上抬起的动作，然后手掌向下握水瓶，做从下到上的运动，左右各25次，以锻炼腕屈肌。

功效：防治腕关节骨质增生，增强手腕肌肉力量。

动作3：舒展身体各部位，同时用力展开双手的五指，每次进行20~30秒，至少做2~3次。

功效：改善关节抵抗力，促进手腕血液循环。

动作4：吸足气用力握拳，用力吐气，同时急速依次伸开小指、无名指、中指、食指。左右手各做10次。

功效：锻炼手部骨节，舒缓僵硬状态。

动作5：用一只手的食指和拇指揉捏另一手手指，从大拇指开始，依次揉捏，每个手指各做10秒钟，期间注意保持平稳的呼吸。

功效：促进血液循环，放松身心。

动作6：双手握球，也可以随意握住一些能够握住的东西，然后上下翻动手腕各20次。手握的重量可依自己力量而定。

功效：增强手腕肌肉的力量，锻炼肢体协调能力。

动作7：双掌合并，前后左右运动摩擦至产生微热感。

功效：促进手部血液循环，调节局部功能。

只要我们细心并乐于锻炼，办公室里面还是能玩出很多花样的。在休闲的时候，不如放下你手中的"连连看""泡泡龙"等游戏，做一个健身白领吧。

健步走，最易坚持的运动

人到中年，由于分泌的消化液逐渐减少，消化能力出现降低的趋势，同时，进食过于精细以及缺乏适度锻炼等问题，使得人体消化功能进一步退化，会出现不同程度的便秘症状。除此之外，中年人经常服用的很多药物诸如消炎、止痛等药都会加重便秘的症状。专业医师提醒大家，要想解决便秘问题，良好的生活习惯是很重要的，一方面要注意合理的饮食搭配，多食用粗纤维及易消化的食物，以润肠通便；另一方面，要适当运动，尤其提倡健步走。走路过程中的抬腿动作能够对骨盆、耻骨、联合肌和肛门括约肌起到直接或间接的影响，从而有效缓解便秘症状。健步走有很多种类，其中有一种是专门针对身体不同部位而设计的锻炼方法，称为功能性健步走，它是对普通健步走的一种补充，如果能将功能性健步走融入日常运动中，不仅能有良好的保健养生效果，针对中年人常见的便秘等症状，也有不错的改善作用。

大步走

"大步走"是一种加大步幅的运动方式，其目的在于加大身体运动的幅度，促进全身多部位参与活动。我们每个人在日常生活中都有自己习惯了的步幅，也就是自然步幅。而大步走就是要改变我们平时已经习惯了的步幅，使其加大，看似差别微小，动作简单，但是身体肌肉的用力部位都会因此而发生较大变化，从而给身体一个全新的刺激。换句话说，当我们的步伐加大时，两腿的肌肉用力就会增大很多，带动双臂的摆动幅度也会更大、更强劲，无形之中可以加快全身的血液循环，促进新陈代谢，还能有效加强踝关节、膝关节、肘关节、肩关节的灵活度，保持这些关节的肌肉、韧带和肌腱良好的弹性和韧性。

"大步走"的关键在于确定步幅的大小，当然不是说步幅越大越好，尤其是初学者，最好制定一个循序渐进的计划，不要急于求成，如果一开始就选择过大的步幅，是很容易拉伤肌肉和韧带的。通常情况下，在自然步幅的基础上多加 10 厘米左右即可。可以在鞋底蘸些水，然后正常走路，在留下的湿脚印上做记号，然后进行测量，确定自己的自然步幅，然后加上 10 厘米左右的长度，再次测量并做好记录，反复练习，直至变得熟练，并能习惯大步走。在大步走的过程中，要注意以下三点。一是在抬腿的时候要适当提高腿的高度，并把脚尽量放远。二是增强后腿蹬地的力量。三是走路过程中伴随的摆臂动作，要尽量控制在一定范围内，最好是摆到与肩同高的位置，避免"甩"胳膊。最好是预先为自己设定一段距离进行大步走锻炼。步幅根据自身情况而定，步伐不宜太快，要注重每一步的"质量"，尽量把双腿迈开，腿部肌肉用力。一般来说，在 100 米的距离中，男性用 100 步走完的保健效果最佳。另外，锻炼过程中也得注意天气变化，如果下雨路滑，则要提高警惕，谨防摔倒。在大步走之前，做好提前热身的准备，尤其不能忽视脚踝的活动，放松腰部，打开关节及韧带，以防在走路过程中伤了韧带和关节，

十点十分走

久坐一族的城市白领，由于缺乏适度的锻炼以及不正确的生活方式，相当一部分人患有或轻或重的颈肩部疾病。而十点十分走简言之就是在走路的过程中配合上臂活动的运动方式，其目的在于缓解颈部、肩部的肌肉酸痛，有效防止颈椎病、肩周炎。十点十分走是针对患有颈肩部疾病的人群设计的，同样适用于中年人。中年人因为肌肉退化或骨骼脆弱的原因而患有不同程度的颈椎病。十点十分走路法具体的方法，就是在走路的过程中保持双臂上举的姿势，看起来像表盘上十点十分的样子。功作要领是身体保持直立，眼睛平视前方，抬高的手臂掌心向下，手指尽量往远处伸展，双臂尽量向后靠，抬头挺胸，以自然步幅前进。如果在锻炼初期，一般保持这个姿势走 200 步即可，随着身体逐渐适应，再逐步增加走路距离或时间。十点十分走路法能够有效增强肩部、颈椎的肌肉弹性，有利于保持颈椎和脊柱的正常生理曲线，防止因为颈椎错位或生理曲线发生改变而压迫到周边神经、血管、经脉等，引起颈椎病或其他不适症。总之，十点十分走路法对大脑、颈椎、肩部、脊柱都大有裨益。但是，过程中仍然有一些细节需要注意。一是人在进行十点十分走路时，因为双臂不能像平时一样进行正常的摆臂动作，所以人

容易失去平衡，在走路的过程中可以适当减慢速度，防止人体因为失衡而摔倒。二是初练者在刚开始的时候，双臂肌肉因为长时间上举而发胀、发酸，此时，一定要保证锻炼的有效性和动作的准确度，切忌因为胳膊酸痛而放弃锻炼。三是十点十分走路法需要长时间的坚持，效果才会逐渐明显，一般坚持 1～2 个月，身体相应的部位会有较明显的感觉。

男性瑜伽，给你不一样的健身效果

很多人认为只有女性才适合练瑜伽，因为姿势与体位大多阴柔，而且大部分的瑜伽老师都是教导大家朝着柔软操的方向练习。事实上，瑜伽有很多锻炼肌力、肌耐力的方法。瑜伽的呼吸法和静坐，对于习惯忙碌和奔波的现代人来说是很有好处的，而且不分男女。

男士瑜伽好处多

1. 缓解过大压力

现代快节奏的都市生活，不仅赋予了男人更多的责任和要求，同时，也使男性承担了很多的压力，这种压力如果长时间得不到良好的排遣，日积月累，很有可能引发心理及生理上的病变或者是陷入一种疲惫、情绪低落、无精打采的亚健康状态。而男性瑜伽的最大好处就是可以帮助脑波回归平静的状态，良好地促进副交感神经发挥作用，从而促使身体恢复到精力充沛的状态，以对抗多种健康危机。许多男性平时也会做一些运动，但是运动后身体往往并没有得到完全放松，而是感觉疲劳加剧，这是由于运动产生的乳酸滞留于身体内，导致身体关节或肌肉出现酸痛感。

男性瑜伽的动作舒缓，节奏慢，对锻炼者身体的柔韧性要求相对较高。另外，瑜伽注重的是人体呼吸的节奏与方法，每个动作后都会有相应的放松环节，这样就不会出现练习后身体更加疲劳的现象。瑜伽中的某些动作与体位激活了身体中的放松反应，从而使得心跳和呼吸逐渐减缓，血压恢复正常。

2. 塑造健美体形

在现在流行的诸多瑜伽姿势中，有相当一部分是专门依据男士身体特点而设计的。练瑜伽的目的并不是要求身体做出一些高难度动作，而是根据身体目前的状况来挑选一些适合自己的姿势，配合呼吸节奏，在自己的身体极限内做一些缓慢的舒展。

女性练瑜伽多半是以获得更完美的身材为目的，因此，在做瑜伽动作时也会对姿态的优美很注重，而男性瑜伽对动作的美感不是非常看重，反而更能体会到瑜伽本身所包含的修身养性的内在意义。而且，越练到后期，尤其是难度大的动作，对身体力量的要求就越来越高，对于大部分的女性而言，几乎是不可能完成的，而男性却能轻松做到。

瑜伽在塑造人体形态的同时，还能给人一种发自内心的稳定而平静的力量。经过一段时间由外而内的锻炼后，你会惊奇地发现，不仅体重减轻了不少，心态似乎也变得和之前迥然不同了。

3. 改善不良体质

一些男士由于经常参加各种交际应酬，逐渐变得大腹便便，更有甚者患上了高血压、脂肪肝、胃病、便秘等，瑜伽的练习可以调理呼吸，改善人体内分泌腺体的功能，按摩内脏器官从而达到强身健体的目的。

4. 提升各种运动的效能

养成做瑜伽的习惯，还可以让其他运动做得更好。诸如长跑，由于两腿长时间朝向同一个方向运动，很容易使前腿肌肉结实有力，但身体的其他部位锻炼不够。此时，如果搭配瑜伽练习，能使身体的平衡感更好，髋关节更灵活，从而在运动时更轻松。如果是自行车爱好者，经常练习会导致脊椎长期前倾，使得身体其他肌肉发展得不平衡。如果能搭配瑜伽练习，不仅可以保持身体的挺直，还可以放松髋关节，从而在踩踏板时能更轻松、更均衡地用力。

瑜伽练习除了能产生上述提到的关于肌肉和关节的变化外，还可以通过冥想来改善人们的心理状态。例如在赛场上，选手在上场之前，先进入冥想的状态，这样不仅使得紧张的情绪能够放松下来，同时，也不会因为情绪过度放松而松懈，选手会在脑中将他在赛场上的表现当成一部无声电影，在脑中循环播放几遍。比如，体操选手上场前，会先将自己该注意的地方、该避免的点，或是应该全力表现的重点，在脑海中表演一次，这要比他在场上持续训练有用得多。实践证明，选手在接受瑜伽训练之后，在赛场上的表现明显改善很多，比之前的发挥也更稳定。所以，有很多职业与非职业的运动员，越来越重视瑜伽训练给运动带来的改善作用。

男士的肌力比女性好，但是柔软度相对较差。所以在学习瑜伽的过程中，男性不必刻意去做一些折来折去的动作来挑战身体的柔韧性，而是要注重全身的平衡训练，在肌力与柔软度方面做好调整，一般男性肌力与柔软度的比例维持在 45∶55 左右即可。

简单的男士瑜伽入门教程

繁忙的都市生活，让很多男性不堪重负，越来越多的人开始关注自己的身体健康，但是紧张的生活节奏，生活条件的限制，使得相当一部分人不能随时随地、随心所欲地锻炼身体，因而瑜伽开始进入大众的视线，无论是锻炼身体，还是减肥塑形，瑜伽都是行之有效的方法之一。下面先为大家介绍一个简单的男士瑜伽入门教程。

1. 坐式

身体保持正坐姿势，闭上双眼，双手向下按住膝盖，使膝盖低于臀部，做 10 次左右的深呼吸。

2. 坐立扭转式

身体保持坐式，然后将左手置于右膝盖上，身体向右侧转动，右手撑地并置于右后方，自然呼吸 5 次，左右交替进行此动作。

3. 下狗式

身体保持跪姿，双手和双脚着地，躯干抬起。呼气，抬起单脚远离地板，同时保证脚跟离地，然后伸直双臂和双腿，自然呼吸 5 次左右。

4. 膝盖弯曲下狗式

此式以下狗式为起点，弯曲右膝盖的同时左腿伸直，进行深呼吸，然后换到另一边，左右交替，至少进行 4 次。

适合男性的瑜伽姿势

1. 蝴蝶式

动作：身体保持坐姿，双脚弯曲，左右脚掌相对并拢。然后双手握住脚踝，身体往前靠直到碰地。期间进行深呼吸3次，循序渐进，靠腰部力量起来。

保健功效：平复心情，调节情绪。

2. 船式

动作：双腿并拢伸直于垫上，身体保持坐姿，背部挺直，双手放于体侧。然后慢慢吸气，双腿伸直离开地面45°左右，后背保持挺直，胸腔打开，颈部向上伸。呼气，同时双手向前平举。腹部和大腿的力量要收紧。面部及肩部尽量放松，眼睛看脚趾。期间要保持均匀平稳的呼吸，坚持半分钟左右。

保健功效：改善身体平衡能力，强健背部。收紧腹部的动作有利于减少腹部多余赘肉，增强腹部肌肉力量，加强胃肠道蠕动，促进消化，还能有效增强前列腺、肾脏功能，从而提高性能力。

3. 骆驼式

动作：身体保持跪姿，双腿与肩同宽，双手抓住脚踝，身体呈弓状。然后臀部向前，腿与地面垂直。期间进行深呼吸3次，然后逐渐靠腰部力量起来。

保健功效：加强身体脊椎及尾椎力量，舒缓腰酸背痛等不适感。

瑜伽不分性别

随着工作与生活压力的增大，越来越多的现代都市人选择练习瑜伽来放松身心。很多男性一开始很排斥练习瑜伽，一方面担心因为搞不懂哪些姿势是适合男性练的，哪些姿势是适合女性练的，与其练错还不如不练，有些则是认为瑜伽是女性才练的。其实这些担心大可不必，首先，瑜伽是不分性别的，这一点是有事实与理论依据的。不管是男性还是女性，都能从所有的瑜伽姿势中获益。由于男女生理特点的不同，受益的方式以及部位也有所不同，譬如：猫伸展式有助于调理女性月经周期紊乱的症状，而对男性来说，则对其生殖系统有着不错的改善作用。另外，瑜伽主要强调的是意念，要求练习者通过形体练习、呼吸调节以及冥想等，将注意力逐渐放在身体中需要伸展的部位，使得心灵和身体得到短暂的沟通，从而使得一些感觉僵硬的身体部位逐渐得到舒缓，同时舒缓紧张情绪，释放压力，平复烦躁。

作为一项有效的有氧健身运动，瑜伽不仅是女性的专利，同样也让男性获益良多。在澳大利亚，越来越多的男性开始关注并练习瑜伽。

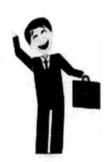

PART FOUR 第四章

男人四十的五脏保养法

经典保肝法

　　男性过了"而立之年"，健康往往开始滑坡，伴随着身体发福，体力、精力与性功能似乎都不再像从前了。此时，我们应该为健康做点什么呢？很多人首先想到的是补肾，如果真是这样，那就"捡了芝麻丢了西瓜"了。

　　中医学认为，肾为先天之本。老年男性适当补肾是很合理的，而中年男性就不必去凑这个热闹。

　　肝脏则不同，它主疏泄、喜条达，以通为顺。人体如果肝气不畅，气血运行就会失调，从而引发消化不良、高血压等疾病。同时，中年男性正处于事业、家庭的"多事之秋"，心理压力大，排遣不畅，很可能造成肝郁不舒，从而出现烦躁易怒、食欲不振等不适感。另外，男性应酬多，多喝几杯是无法避免的，再加上肝炎病毒等的肆虐，往往让肝脏变得虚弱不堪，日积月累，脂肪肝、病毒性肝炎等肝部疾病便会悄悄盯上你。

　　西医学更为注重肝脏与健康乃至生命的关系，甚至有医学专家将肝脏誉为人体的"化工厂"，三餐吃下任何营养物质都需要肝脏的代谢与处理，才能转变成能被人体吸收的蛋白质、脂类和糖类，供给全身组织。如果肝脏不适，往往殃及全身健康，甚至是生命。

饮食护肝

饮食护肝有两大要点需注意：一是食用营养充足的优选食物，以满足肝脏的各项营养需求；二是注意饮食卫生，防止各种细菌、病毒入侵肝脏。

人体需要的五大营养成分——蛋白质、脂肪、碳水化合物、维生素以及矿物元素，这也正是肝脏所必需的。不过，肝脏对蛋白质、碳水化合物以及维生素需求较多，而脂肪过量则有可能引起脂肪肝，所以要对脂肪的摄取有所节制。营养专家建议，奶、蛋、鱼、瘦肉、豆制品等食品应该贯穿于我们每天的饮食中，为肝脏提供足量优质蛋白。另外，也需要适当食用葡萄糖、蔗糖、蜂蜜、果汁等易于消化的单糖与双糖类食物，以增加肝糖元储备。

下面为大家介绍几个养肝清肝的小食谱。

1. 菠菜猪肝汤

原料：菠菜1把，猪肝150克，油、盐、姜、白醋等调味品适量。

做法：先将猪肝洗净后切成薄片，放进大碗中，加入足够量的水，再滴入几滴白醋，腌制15分钟左右后用流动的水冲洗至没有血沫为止。菠菜洗净后切段，在沸水中焯一下。生姜去皮后切丝。将锅置于火上，添入适量水，待水烧开后，放入备用的菠菜、猪肝、姜丝，再淋上少许油，蒸煮至猪肝熟透后，添入少许盐，搅拌均匀，即可享用。

保健功效：菠菜性质甘凉，具有补血止血、滋阴平肝、清理肠胃热毒的功效，对常见的肝气不舒的症状有着不错的辅助功效。

2. 猴头菇冬瓜猪肉汤

原料：猴头菇70克，冬瓜400克，田螺250克，白术、瘦猪肉各100克，陈皮1角，生姜1片，细盐少许。

做法：猴头菇用清水浸洗干净，切片，备用。冬瓜用清水洗干净，保留冬瓜皮、瓤和仁，备用。挑选活田螺约半斤左右，用清水浸养24小时，并勤换清水以去掉田螺排出的泥污，再将田螺的尾部打破，备用。白术、瘦猪肉和陈皮分别用清水洗干净，备用。生姜用清水洗干净，刮去姜皮，切片，备用。瓦煲内加入适量清水，先用武火煲至水沸，然后放入以上全部材料，等水再沸腾后，改用中火继续煲3小时左右，以少许细盐调味，即可饮用。

保健功效：此汤有清肝解毒、健脾开胃、利尿消肿的作用。也适用于肝癌腹部结块、肝区疼痛、腹胀、精神不振、身体消瘦、小便不畅等。

3. 天麻雪耳鱼头汤

原料：天麻、雪耳各20克，鲜紫苏叶5克，大鱼头1个（约600克），生姜4片。

做法：天麻、雪耳洗净后置于清水中浸泡片刻。鱼头去鳃，切块，放入油锅中煎至两面微黄，添入少许热水。将锅置于火上，上述清洗好的食材与生姜一同放入锅中，加入清水2000毫升，开武火蒸煮至沸后转为文火慢慢炖煮约1个小时，出锅前调入适量盐，搅拌均匀，即可食用。

保健功效：养肝润肺、延年益寿。

4. 虫草花枸杞汤

原料：虫草花 13 克，枸杞 12 克，银耳、无花果、薏苡仁各 10 克，鸡爪 1 对，排骨 50 克。

做法：先将虫草花、枸杞、银耳、无花果、薏苡仁清洗干净，沥干水分备用。然后将鸡爪、排骨切成大小适宜的块状，过沸水焯一下。将锅置于火上，加水适量，把所有食材都放入锅中，开武火蒸煮至沸后，转为文火，慢慢炖煮一个半小时，出锅前，添入调味品，搅拌均匀，即可食用。

保健功效：此汤能够养肝补肝，滋阴润燥。其中的虫草花、枸杞能够养肝润肺，提高免疫力。银耳、无花果具有滋阴润燥的功效。薏苡仁则可健脾祛湿。鸡爪以及排骨能更好地促进其他食材发挥功效。

5. 核桃板栗鸽子汤

原料：核桃、板栗各 5 个，鸽子 1 只。

做法：先将鸽子去头和内脏，清洗干净，然后切成四份，过沸水焯一下以去掉血水，捞出后用清水洗净，再与核桃、板栗一起放入锅中，加适量水，开武火蒸煮至沸后转为文火，慢慢炖约 2 小时左右后，即可食用。

保健功效：补肝壮肾，益气补血，生津止渴。

6. 芹菜红枣汤

原料：芹菜 200 克、红枣 6 枚、生姜 3 片。

做法：将芹菜洗净后切断备用，红枣洗净后去核待用。将锅置于火上，加清水 200 毫升，然后放入生姜、大枣，开武火蒸煮至沸后转为文火慢慢炖煮，待到七八分熟时，放入芹菜，改中武火煮至熟透，放入盐、油，搅拌均匀，即可食用。

保健功效：疏肝利胆、健脾养肝。

7. 菠菜鸭血豆腐汤

原料：鸭血、豆腐、菠菜各适量，枸杞少许。

做法：先将菠菜洗净后切段，鸭血、豆腐切片备用。将砂锅置于火上，放入适量高汤，放入鸭血、豆腐炖煮。待到七八分熟时，放入菠菜和枸杞，调入少量盐、味精、胡椒粉调味，搅拌均匀，即可食用。

保健功效：此道汤中的鸭血含有非常高的蛋白质，可以清洁血液，养肝护肝，与菠菜互相搭配，还可增强其营养与保健的效果。枸杞则能够养肝明目、生津止渴、润肺止咳。

8. 养肝四物汤

原料：当归3克，川芎、熟地、炒白芍、何首乌、黑枣各6克，鲜鸡或排骨适量。

做法：先将鸡块或排骨洗净后过沸水中焯一下，然后将锅洗净后，加入所有中药材一起炖煮，煮至食材软烂入味即可。

保健功效：此道菜具有滋阴、软便的作用，尤其适合于肝血虚、容易贫血以及体弱的人群食用。

9. 蕨菜山药排骨汤

原料：蕨菜干、山药、黑木耳、排骨。

做法：先将蕨菜干提前一晚置于清水中浸泡，煲汤前将菜捞出切段。山药洗净后去皮，切成大小适宜的块状，然后置于水中，防止氧化。黑木耳洗净后置于清水中泡软，去蒂，撕成块状。排骨洗净切块，在沸水中焯一下备用。将锅洗净，添入清水适量，然后将所有食材放入，开武火蒸煮至沸后，转为文火煲 2 个小时左右，出锅前添加少量盐，即可食用。

保健功效：养肝护肝，益气补虚，清热祛湿，安神降压。

10. 菊花猪肝汤

原料：猪肝 150 克、鲜菊花 10 朵。

做法：先将猪肝洗净后切成薄片，然后置于清水中浸泡片刻，捞出后用适量生粉、油和盐腌 10 分钟左右。鲜菊花洗净，取花瓣。将锅置于火上，加清水适量，先将菊花放入锅中蒸煮 10 分钟左右，再放入猪肝，蒸煮至猪肝熟透，出锅前调入少量盐，搅拌均匀即可食用。

保健功效：滋养肝血、养颜明目。

睡眠护肝

人体在睡眠中处于卧位，因而肝脏能受到充足的血液滋养，同时因为身体处于休息状态，所以，在睡眠中人体的肝脏负担是最轻的，也正是因为如此，高质量的睡眠具有护肝养肝的作用，相反，睡眠质量越差，人体肝脏越会休养不充分，尤其是患有睡眠障碍的人群，肝脏由于总是不能得到良好的休养而出现亚健康的状态。一些医学专家注意到，如果人体患有睡眠呼吸暂停综合征，不可避免地会造成一定程度的肝脏损害。

要提升睡眠质量，首先要积极治疗睡眠障碍，如失眠多梦、易惊易醒等症。其次，在睡前不要从事太过耗损脑力的工作，尽量不熬夜，一部分人之所以肝脏不好，与经常熬夜或晚睡的习惯有着密切的关系。中医学强调，一天之中人体的睡眠有两个时间段是最重要的，一个是午时，也就是上午 11 点到下午 1 点，这段时间的休息我们叫作午睡；另一个则是子时，也就是晚上 11 点到凌晨 1 点，这个时间段是人体骨髓造血的时间，流经肝脏的血液也最多，因而能够促进肝功能修复。换句话说，要想保证肝脏始终处于良好状态，首先要把握好午睡与夜间睡眠，尤其是夜间睡眠，晚上 10 点前最好上床，才能保证 11 点左右熟睡，为肝功能的恢复作好铺垫。

运动护肝

为大家介绍一套肝保健操，对于肝脏功能的修复大有裨益。

第一步，揉大敦穴。大敦穴位于脚大趾甲根部的外侧。人体保持盘腿端坐的姿势，赤脚，用左手拇指按压右脚的大敦穴，按照顺时针方向按揉 15 次，再按照逆时针方向按揉 15 次。然后换右手按压左脚大敦穴，左右交替进行，手法同前。

第二步，按太冲穴。太冲穴位于脚背第 1、2 趾骨之间。人体保持盘腿端坐体位，用左手拇指按右脚太冲穴，沿骨缝的间隙按压并前后滑动，此套动作做 20 次左右，然后换右手按压左脚大敦穴，左右轮流进行，手法同前。

第三步，揉三阴交穴。三阴交穴位于内踝尖上 3 寸，胫骨后缘处。人体保持盘腿端坐的姿势，用左手拇指按压右三阴交穴，按照逆时针方向按揉 15 次后，再按照顺时针方向按揉 15 次，然后换右手按压左三阴交穴，左右交替进行，手法同前。

第四步，推搓两肋法。双手揉按腋下，然后顺着肋骨间隙推搓至胸前两手接触时返回，来回推搓 30 次，力度以感到舒适为宜。

中药调理

1. 百合、薏米

百合、薏米可调节人体的局部"气候"。换句话说，肝脏的运行就像一部机器，只有在特定的温度、湿度下才能良好地进行工作。而百合、薏米具有退湿热的功效，经常食用，可以调节肝脏的外部环境，从而使得肝脏工作更有效率，达到预防肝病的效果。

百合可以直接拿来泡水喝，不仅可以退湿热，还有润肺止咳的功效。将百合碾成粉冲泡，或是洗净捣汁外涂等，都可收到很好的保健功效。薏米是我们很常见的食品，它的药用功效不可小觑。在我国民间流传着这样一首歌谣："薏米胜过灵芝草，药用营养价值高，常吃可以延年寿，返老还童立功劳。"其保健作用可见一斑。

2. 党参、黄芪

党参、黄芪可促进肝细胞恢复。进食过多油腻食物，再加上其他不健康的饮食习惯，人体是非常容易集聚毒素的。而肝脏的主要任务就是每天不停地和"毒素"做斗争。如果肝脏为消解毒素而耗损过烈，身体健康的大门是很容易被攻破的，从而导致人体抵抗力下降，出现各种疾病。而党参、黄芪就像是两名出色的战地医生，不仅可以"救死扶伤"，还能修复"受伤"的细胞。二者都是药食同源的食物，经常用它们来煲汤，既可以一饱口福，又可以补益身体。

3. 冬虫夏草

冬虫夏草是我国一种传统的滋补中药，其中最重要的营养成分——虫草具有补血护肝的功效，能够双向调节人体平衡。

良好习惯

1. 多饮水

保持饮水的习惯可以有效补充体液，改善血液循环，促进新陈代谢，同时还能促进腺体，尤其是消化腺胰液、胆汁的分泌，从而加快胃肠消化、吸收以及废物的排出，以减少代谢产物和毒素对肝脏的损害。另外，男士外出应酬免不了多喝几杯，而"醒酒水"自古以来在民间就很受欢迎。满满的一杯水中混入三小撮盐并一口喝下去，会促使胃中的食物吐出来，缓解酒毒。如果吐不出来，最好躺下休息片刻。另外，运动型饮料和果汁对宿醉也有不错的缓解作用。不过需要注意的是，不管哪一种饮料，尽量避免太冰凉，否则不仅其中的有益成分不能被吸收，还会刺激到已经受损的肠胃。因此，饮料最好应喝常温或温热的。

2. 饮食平衡

日常饮食要合理，注重忌宜，尤其不要暴饮暴食，因为这种饥饱不匀的饮食习惯，会引起消化液分泌异常，进而导致肝脏功能的失调。饮食结构要保持合理均衡，蛋白质、碳水化合物、脂肪、维生素、矿物质等营养成分的比例要和谐，尽量少吃辛辣食品，多吃新鲜蔬菜、水果等。油炸食品虽然吃起来美味，但是其大量的油脂对我们的肝脏又是一层伤害。如果我们的肝一旦被损伤，身体就会每况愈下，进而陷入一个死循环，最终导致肝部的病变。而对于肝病患者，日常饮食应要以高蛋白、高糖、高维生素和低脂肪为原则，同时注意以下几点：定时定量进餐；少食多餐，每餐不宜过饱；避免食用油腻、不易消化的食物；多食用新鲜水果、绿叶蔬菜以及维生素、蛋白质含量高的食物，如鱼虾、蛋类、奶类、瘦肉、豆制品等；忌酒，95%的酒精都要经过肝脏代谢，所以饮酒会加重肝脏的损伤程度。

3. 少饮酒

酒是很多男人的最爱，不仅因为喜欢，也是一种释放压力的手段，更是一种职场的需求，可是我们对于酒精肝也是谈虎色变，大家在生活、工作之余，对于酒精的摄入量最好要适量甚至是少量。其实，肝脏代谢酒精的能力是有限的，人体饮用过多酒，势必会对肝脏造成无法修复的伤害。医学研究表明，体重60公斤的健康人，其肝脏每天只能代谢60克左右的酒精，一旦超过限量，就会影响肝脏健康，严重者甚至危及生命。小酌宜情，久酌伤身！这里的伤身就是说伤害我们的肝脏。如果喝醉了，最好在第一时间醒酒，为我们的肝脏减压。

4. 按时作息

我们知道肝脏是贮藏血液和调节血量的组织。人体活动量越大，肝脏的血流量就越小，到达肝脏的营养成分也就越少。因此，休息对肝脏的养护是非常重要的，而活动量最好以不引起疲劳为原则。如果人体免疫力下降，极易引发感染，如感冒、支气管炎、泌尿系统感染等，所以要根据气温的变化来增减衣服，养成早睡早起有规律的生活习惯，禁忌熬夜、加班、打麻将等。

护肝小知识

1. 茶不解酒

通常我们认为茶能解酒，其实，茶不但不能解酒，相反还有可能加重酒醉的程度。专家指出，酒精与浓茶都有兴奋心脏的作用，两者一起饮用对心脏造成的损伤是非常大的，尤其是对那些心脏功能原本就不好的人，会造成更大的伤害。

2. 食醋可以减轻酒的毒性

用食醋 50 克、红糖 25 克、生姜 3 片和清水烧一碗酸汤，或是喝 20～25 毫升的醋，徐徐服下，能够解酒。这主要是由于酒中的乙醇与食醋中的机酸，会在人体的胃肠内相遇而起醋化反应，降低乙醇浓度，从而减轻酒精的毒性。另外，也可以食用食醋与白糖浸蘸过的萝卜丝或是食醋与白糖浸渍过的大白菜心、食醋浸渍过的松花蛋，这些都对缓解醉酒症状有良好的作用。

3. 勿乱用药

因为大部分的药物都要经过肝脏代谢，如果经常乱服药品一定会加重肝脏的负担，对肝脏造成无法修补的损伤。酒醉症状较重时，除了一些食疗方子之外，也可以服用些药物，以起到保肝护肝，促进酒精代谢的作用，如五味子、柴胡、绿豆等药材，对于酒精性肝细胞损伤具有良好的预防和保护作用，可以疏肝理气、健脾消食。肝病患者要定期复查肝功能，必要时做详细检查，及时了解自己肝脏的状况，正规用药。用药时需谨慎，最好根据医生指导。对肝脏有害的药物尽可能少用，尤其是滋补品、保健药、茶饮等都要谨慎服用。

4. 补硒养肝

患有肝病的人群免疫功能普遍低下，其最直接的后果就是体内的病毒难以完全清除，从而导致病情反复发作。植物活性硒是人体强有力的免疫调节剂，不仅可以刺激体液免疫和细胞免疫系统，增强免疫功能，还有利于改善肝病患者的多种不适症状，如甲型、乙型肝炎患者补硒能够在较短时间内改善食欲，调节面容晦暗等症状。硒麦芽粉对于调节人体免疫功能也有良好的作用，可以养肝护肝。

5. 维生素：清除血中的酒精

当人体由于饮酒过量而导致恶心呕吐时，可以立即口服维生素 C 片 6 ~ 10 片。维生素 C 能够有效清除血液中的酒精。一般情况下，饮酒者服用维生素 C 片越多，酒精消失也就越快。饮酒前一次性口服维生素 C 片 10 片，还能有效预防酒精中毒。另外，B 族维生素也有保护肝脏的作用。在饮酒前服用适量 B 族维生素，可减小酒精对肝脏的损伤。生活中也可以有意识地多吃些富含 B 族维生素的食物，如动物肝脏、猪牛羊肉，蛋黄、蔬菜、燕麦等粗粮。维生素 B_{12} 对于促进肝脏的功能也发挥着重要作用。而氨基酸中的牛磺酸与胆汁酸结合后，可以活化肝脏的解毒作用，这也是不可忽略的。

养肝食物

我们知道，多吃水果对人体健康有益，其中对肝脏的排毒功效最为明显，可以提高人体免疫力。以下是根据营养学资料显示的，对养肝护肝很有好处的水果以及生活中常见的一些食物，与大家一起分享。

1. 柿子

柿子富含果糖和维生素 C，历来就被用来防止醉酒和消除宿醉。甜柿子中所含的涩味成分矢布醇以及乙醇脱氢酶可以有效分解酒精，其中所含的钾则有利尿的作用。另外，柿子叶也是非常富有营养的，其含有的维生素 C 比柑橘多数十倍，鲜嫩的幼牙还可以炸着吃或是经过干燥后做柿叶茶喝。柿叶芽有利尿功效，经常饮用，能够促使酒精排出体外。

下面为大家介绍一下柿叶茶的制作方法：

先将洗过的嫩叶用武火蒸煮 2 分钟左右，然后切碎挤干，去掉涩液，阴干后放入罐中保存。饮用时取出少量置于杯中，加沸水 200 毫升，加盖焖约 3 分钟即可饮用。

2. 乌梅

中医学讲究"酸入肝"，而乌梅的保健功效正是取其酸涩之味，具有补肝、敛肝的医用价值，不仅能够和肝气，养肝血，同时还能加强肝脏的解毒能力、促进消化吸收，进而达到调肝、养肝、护肝的功效。

3. 贝类

贝类食物营养均衡，在饮酒后或是宿醉时饮用，其保健功能非常明显。比如蚬贝，它的蛋白质含量可以与鸡蛋相提并论，同时，由于其含有均衡的氨基酸，不仅不会对肝脏造成负担，反而能够促使肝脏恢复功能。所以说，对于因酒精代谢而疲惫不堪的肝脏，贝类是非常不错的食疗选择。

4. 富含蛋白质的食物

饮酒时，切忌空腹，为了尽量减少肝脏的负担，可以多吃些下酒菜，这是有益健康的，也是很有必要的。胃中有了食物就会有消化过程、胃的幽门部收缩，这样酒精到达十二指肠的时间就会延长，从而减小对肠胃的损伤。否则，酒精迅速流入胃肠中被吸收，人是很容易醉倒的。因为蛋白质和脂肪在胃内停留的时间最长，因而富含蛋白质和指肪的食物也是下酒菜的首选，如果担心因为摄入过多的脂肪而导致发胖，可以选择一些鱼贝、瘦肉、鸡肉、豆制品、蛋、奶酪等蛋白质含量高的食品做下酒菜。

5. 葡萄

葡萄含有大量的矿物质如钙、钾、磷、铁等多种维生素和微量元素，能够补气血、强筋骨、益肝阴、利小便、舒筋活血、暖胃健脾、除烦解渴。另外，其含有的多酚类物质是天然的自由基清除剂，具有非常强烈的抗氧化活性，从而有效调整肝脏细胞的功能，减少自由基对肝脏细胞的损伤，以达到养肝护肝的功效。

6. 芦荟：降低血液乙醛浓度

芦荟一般是用于烧伤、虫咬症状，或是一些健胃的药用，在家庭中可以盆栽后加以利用。其实，芦荟还有一个非常好的用途，就是可以降低酒精分解后产生的有害物质乙醛在血液中的浓度。其保健功效主要是因为其带刺的绿色部分和其内部的胶质中所含的多糖体、糖蛋白等具有这一功效。另外，在喝酒之前，如果适当饮用些芦荟汁，对预防头痛和恶心、脸红等症状是非常有效的。此外，芦荟中的苦味成分芦荟素具有健胃的功效，对常见的由于宿醉引起的反胃和恶心等不适感很有疗效。

下面为大家介绍一下芦荟汁的制作和饮用方法。

（1）将芦荟洗净后用擦菜板擦碎取汁，饮酒前喝下 1～2 杯汁液，可以有效防止大醉。

（2）芦荟去掉外皮，将里面胶冻状的部分切碎，加入酸奶、冰淇淋、果冻等甜品中即可食用。如果很介意芦荟的苦味，不妨事先用糖水浸泡一下，口感会好很多。

7. 柠檬

柠檬具有养肝健脾、防毒解毒的功效，经常饮用柠檬汁可以有效保护肝细胞免受体内自由基的破坏，从而促进蛋白质的合成，加快肝细胞的修复与再生，以达到养肝护肝的作用。但是需要注意一点，柠檬是酸性较大的食物，对于胃酸过多的人群就显得不适宜了，适量的同时还要注意食用方法，避免过度寒凉。

8. 香蕉

香蕉属于低热量高营养的水果，富含的蛋白质、钾、维生素 A、维生素 C、膳食纤维等营养成分，不仅可以有效促进肝脏细胞的修复与再生，还能提高人体免疫力，从而保护肝脏。

9. 荔枝

早在《本草纲目》中就有记载，荔枝能够强肝健脾，其含有丰富的蛋白质、维生素、柠檬酸、果胶以及磷、铁等有益成分，不仅可以补充人体所需营养，还能有效促进人体血液循环，达到滋阴养肝的作用。

10. 猕猴桃

猕猴桃素有"超级水果"之称，含有大量的钙、维生素 C、维生素 E、氨基酸、矿物质等营养成分，经常食用能够有效护肝、防癌。

男人保健要"肾"重

中医认为肾的主要功能涵盖了人体的生殖、泌尿、神经、骨骼等多个组织和器官，主要为调节人体功能，为生命活动提供"元气"和"原动力"。很多人说自己肾虚，那么，肾"虚"的表现有哪些呢？通常情况下来说，"虚"主要是说功能低下、营养缺乏的状况，肾虚就会表现出与肾相关的功能出现减退或衰弱的迹象，比如记忆力减退、性功能低下、尿急、尿频、易骨折、贫血、腰膝酸软等。这些都是中年人常见的肾虚症状，当然了，也不能简单地一概而论，认为主要出现上述症状，就是肾虚的表现。

你真的"肾虚"吗

1. 肾虚的外部表现

从中医学的角度看，肾虚分为"肾阴虚"和"肾阳虚"两种类型，在临床中，肾阴虚比肾阳虚更为常见。肾阳虚的外部表现为面色苍白或黧黑、腰膝酸冷、四肢发凉、精神疲倦、浑身乏力等。男性具体表现为阳痿早泄；女人表现为不孕不育、性欲减退等。除此之外，还有便不成形、尿频、清长，夜尿多，舌淡苔白的迹象。肾阴虚的表现多为面色发红、腰膝酸软疼痛、眩晕耳鸣、齿松发脱。男性具体表现为遗精、早泄；女子则表现为经少或闭经。另外，也有失眠健忘、口咽干燥、易出汗、形体消瘦、小便黄少、舌红少苔或无苔等现象。肾脏的阴阳掌管着全身的阴阳平衡，肾阴阳的此消彼长与平衡调节时刻影响着身体中其他脏腑的阴阳动态平衡。

肾虚其实是人体衰老的一种表现，所以，肾虚也多出现在老年人身上，这也是人体不可抗拒的生理过程，又叫生理性肾虚。有些中年人出现肾虚的症状是一种未老先衰的症状，所以又叫病理性肾虚。对于中年男性来说，要改变肾虚的状态，最好的方法就是及时进行调理。

2. 补肾误区

有些人认为腰痛就是肾虚的表现。其实这是一种认识上的误区。引起腰痛的原因有很多，除了腰部骨与关节、肌肉等组织的病变可引起腰痛外，腰部附近的内脏疾患也可引起疼痛。临床中常见的有慢性腰肌劳损、椎间盘突出等。而仅仅用补肾的方法治疗腰痛，虽然有效，但是并不对症，日积月累，是非常容易延误病情的。而且，补肾药的药性多温热，对于患有腰椎结核、腰椎化脓性感染、强直性脊柱炎等疾病的人群来说，如果服用，不仅不会缓解，还有可能加重病情。

生活中也有一部分人群认为"人到中年，脾胃不好也要补肾"，这同样是一种思维误区，"是药三分毒"，盲目补肾，随意服用补肾药物，不仅不能补充营养物质，还会给脏器增加排毒的负担。同时，补肾的药对脾胃不好的人伤害更大，如果强行进补，身体不但吸收不了，反而会有副作用产生。

还有一部分中年人认为"性功能障碍就是肾虚",这也是欠妥的。性功能问题不能简单地归结为"肾虚"和"补肾壮阳"。很多人是心性阳痿,生活中通过适当的心理调解,其实就完全可以解决此类障碍问题,用补肾药物来治疗和促进往往只会适得其反。疲劳、年龄都不是界定肾虚的标准。其实,大多数时候性功能低下都是心理压力造成的。因此,遇到这种问题时,最好不要随意吃补肾的药物。

3. 在日常生活中补肾护肾

肾虚的人群,如果只靠药物来进行改善和调整,虽然能在短时间内恢复,但是"是药三分毒",补肾、护肾的关键还在日常生活中,科学生活、适度锻炼是护肾的主要方法,中年男性更应该懂得这一点。

(1)经常活动腰部、腹部、脚部,做一些腰部的自我按摩,以补肾纳气。适当的腰部运动会使人体局部气血得以循环畅通,使肾气得到不断充养。脚心的按摩也同样重要,中医认为,涌泉穴是人体浊气下降的地方,经常按摩涌泉穴,可益精补肾、强身健体、防止早衰,还能舒肝明目,促进睡眠,增进食欲。早晚按摩腹部,则可以有效促进腹部血液循环,从而起到增加性欲的作用。科学研究显示,适宜的运动能增进人体体质,促进思维活跃,强壮筋骨,促进营养物质的消化和吸收,巩固肾气。

(2)性生活要懂得节制和适度,不勉强,不放纵。没有欲望时不强为,状态不佳时不强为,也不要纵欲。

(3)充足的睡眠也是保持肾脏健康的重要因素。工作即使再紧张,生活中的烦心事再多,到了睡觉的时间最好按时休息。另外,中午的小憩也具有格外的保健意义。

（4）感觉身体劳累疲乏时应该适当多摄入些含铁、蛋白质丰富的食物，如木耳、大枣、乌鸡等。消化不良的患者则应该多喝酸奶，多吃山楂。平日护肾养肾要多吃韭菜、海参、人参、乌鸡、鸽子肉等。

强肾小食谱

1. 韭菜

在中医学中，韭菜又叫"壮阳草"，甚至还有人把它称为"洗肠草"，除此之外，韭菜还有很多别名，如草钟乳、起阳草、长生草、扁菜。韭菜入药的历史源远流长，最早可以追溯到春秋战国时期。在《本草纲目》中关于韭菜的作用表述如下："生汁主上气，喘息欲绝，解肉脯毒。煮汁饮，能止消咳盗汗。"

以韭菜为主料做成的各种菜品，都有温中养血、温肾暖腰膝的作用。不过需要我们注意的是，由于韭菜不易消化，所以最好不要一次吃太多。中医认为，阴虚火旺者（一般症状为：心烦，颧骨潮红，口干口苦但是不想喝水，舌红少苔，盗汗等）以及患疮疡目疾者应该避免食用韭菜。另外，不喜欢吃辣味或是过敏体质的人群也不宜多吃。

推荐：鱿鱼须炒韭菜

原料：鱿鱼须、韭菜适量，姜蒜少许，酱油、番薯粉、鸡精、盐适量。

做法：先将韭菜洗净后切段，鱿鱼须洗净备用。将酱油、番薯粉、鸡精、盐放在一起，搅拌均匀成粉酱水，待用。锅内加水适量，水沸后将鱿鱼须放入沸水焯一下，然后捞出过冷水。将炒锅置于火上，倒入少量食用油，油热之后，将姜丝和蒜瓣放入，再倒入鱿鱼须和韭菜，翻炒至七八分熟时，将粉酱水倒入，搅拌均匀，稍事翻炒即可出锅享用。

保健功效：壮阳强肾，固精养精。

2. 羊肉

早在1800年前，医圣张仲景就将当归生姜羊肉汤作为食疗方剂而载入《金匮要略》中。《本草拾遗》一书更是将羊肉与人参相媲美，认为它是温补强肾、健身壮体的肉类上品。现代营养学的研究也证实，羊肉不仅营养丰富，其中含有的微量性激素，对人体还会产生壮阳的功效。

推荐：杜仲炖羊肉

原料：杜仲20克，羊肉250克，葱、姜、蒜各少许。

做法：将杜仲放入锅中，加水适量，先开武火蒸煮至沸后转为文火，熬制杜仲汤备用。然后羊肉在沸水中焯一下，捞出后置于锅中，把备用的汤汁倒入，开文火慢慢炖煮至烂，即可食用。

保健功效：助阳健肾，对于常见的腰膝酸软、疲倦遗精的症状有很大的缓解功效。羊肉在冬季餐桌上常见，性热，具有助阳的功效。杜仲则是杜仲树的树皮，是一种良好的补肾佳品。在《本草经集注》里有过相关记载，在挑选杜仲时可以将它折断，里面有像棉纤维一样的白丝，就是质量上乘的杜仲。这是一种药膳，不宜长期大量服用，一周保持一到两顿至症状有所缓解即可停止，食用过多容易上火。

吃羊肉进补时需要注意以下几点。

（1）羊肉不宜与醋、茶叶共同进食，否则不仅会降低壮阳功效，而且过程中产生的鞣酸蛋白质，也容易引发人体便秘。

（2）羊肉不宜与西瓜、黄瓜等凉性食物同食，否则会大大降低羊肉的温补作用，同时对肠胃功能的正常发挥也有很大的影响。

3. 豆腐

豆腐虽小，营养丰富。中医学认为，豆腐和中，能够生津润燥，与其他食物配伍食用，可起到补肾壮阳、养阴益血的作用，为滋补强壮的上品，适用于常见的身体虚弱、阳痿遗精、小便频多等症状。同时，豆腐也是中老年人的保健滋补膳食。用豆腐做成多种菜式，不仅味美，营养也更全面。

推荐：海参豆腐

原料：海参400克，水豆腐300克，蛋清6个，牛奶150克，冬菇片15克，青菜心3棵，火腿片20克，熟鸡片25克，料酒、葱姜汁、味精、盐、肉汤、猪油、淀粉各适量。

做法：豆腐放入碗中，加入蛋清、牛奶、盐、味精，搅拌均匀，置于蒸锅上蒸20分钟左右。海参洗净后切片，过沸水焯一下。炒锅中放入猪油，倒入海参、料酒、葱姜汁、盐、味精、肉汤等，开武火蒸煮至沸后，添入火腿片、冬菇片、熟鸡片、青菜心烧炖片刻，淀粉勾芡，即可起锅装盘。最后将海参放于盘中间，再将芙蓉豆腐放在海参四周，即可佐餐食用。

保健功效：补肾壮阳，滋阴养血。

4. 虾

男性食补，虾的保健功效实在不可忽视。中医养生认为，虾味甘，性温，有补肾壮阳的功能。现代营养学家一致认为，虾营养丰富，尤其是脂肪、微量元素（磷、锌、钙、铁等）和氨基酸含量很多，另外，其中含有的荷尔蒙，有助于补肾壮阳。在西方国家，也有用白兰地酒浸泡虾以强肾壮阳的传统，虾的壮阳保健作用由此可见一斑。

推荐：醉虾

原料：虾600克、绍酒适量。

做法：将虾洗净后，剪去头须，除净肚肠。然后将虾与绍酒一同置于锅中，开武火蒸煮片刻即可，然后根据自身口感，适当添加些调味品，浸泡约1小时后即可食用。

保健功效：针对与肾虚、阳痿、性功能减退等症有着较好的改善作用。

5. 淡菜

淡菜又名珠菜、壳菜。它含有丰富的蛋白质、碘、B族维生素以及锌、铁、钙、磷等矿物质。中医认为淡菜具有补肝肾、益精血的作用，对于各种虚劳之证有着很好的保健功效。淡菜味咸，性温，温肾固精、益气补虚，对男性常见的性功能障碍、遗精、阳痿、房劳、消渴等症有着很好的缓解功效。男子经常食用可强壮身体，改善性能力。

推荐：松花淡菜粥

原料：皮蛋1个，淡菜50克，粳米、盐、味精各适量。

做法：先将淡菜洗净备用，粳米淘洗干净，然后将皮蛋、淡菜、粳米一同置于锅中，加水适量，开武火蒸煮至沸后转为文火慢慢炖煮，至粥熟米烂，然后添入盐、味精等调味即可。

保健功效：补益肝肾，益精血，除烦降燥，对防治高血压很有效果。

6. 牡蛎

牡蛎，又名蚝，被称为河中的牛奶，既是食物，又可入药，药食同源。牡蛎含有大量的锌元素及铁、磷、钙等矿物质以及优质的蛋白质、糖类等多种营养。牡蛎味咸，性微寒。早在《神农本草经》中就有相关记载"（牡蛎）久服，强骨节，杀邪气，延年"。在《本草纲目》中有记载，吃牡蛎肉"能细洁皮肤，补肾壮阳，并能治虚，解丹毒"。牡蛎壳还是一味良好的中药，性微寒，味咸，入肝、肾经，具有平肝潜阳、散结软坚、收敛固涩的功效。

男子经常食用牡蛎可有效提高性功能及精子质量。饮食烹调时，也可以将山药、芡实、莲子、猪肉一起炖煮，对于肾亏肾虚很有疗效。或是将牡蛎和甲鱼一起炖煮，或用韭菜炒牡蛎肉，再放入些牛肉或羊肉等，蛋白互补，口感良好。

推荐：天然牡蛎汤

原料：鲜牡蛎肉60克，紫菜适量，葱花、细姜丝少许。

做法：先将鲜牡蛎肉洗净切成小片，然后再将紫菜浸泡片刻后清洗干净置于大碗中，加清汤适量，把蛎肉片、葱花、细姜丝等一同放入碗中，置于蒸锅内蒸半个小时左右，然后取出添入盐、味精、胡椒粉等，搅拌均匀即可食用。

保健功效：强肾固精，改善男性性功能。

7. 鱼类

沿海地区的居民经常食用鱼类，因而也常是子孙满堂。科学家经过研究发现，鱼类是滋养人体性欲最理想的食品，鱼肉中含有丰富的磷和锌等矿物质，有"夫妻性和谐素"的美称。

男性身体缺锌，就会出现精子数量减少且质量下降的问题，有时还伴有严重的性功能和生殖功能减退的迹象。这类型男性在生活中可以适当多食用些鱼肉，以强肾补肾，补虚保健。

警惕胆囊发出的信号

《黄帝内经》中提到："气以壮胆，邪不能侵。胆气虚则怯，气短，谋虑而不能决断。"从这段话中可以看出，"胆气"与人的免疫力、气魄、决断能力密切相关，即"胆有多清，脑便有多清"。作为脏腑中非常重要的一部分，胆不仅与肝脏相通，甚至关乎着人体的思维决断以及脾胃消化能力。"凡十一脏皆取决于胆"，因此，胆汁分泌的正常与否，直接决定着其他各腑脏能否各司其职、稳定运行，从而也影响着全身的气血运行。血液中的废物长时间堆积，一旦胆汁被阻塞，体内的胆固醇就会形成晶状体而逐渐演变为大小各异的"石头"，也就是我们通常所说的胆结石。胆结石多是与人体胆管内入侵的有害物质有关。

胆囊出现问题的"信号"

1. 疲倦、乏力、易困

当人体肝细胞受到损害，导致肝功能异常时，血清转氨酶等酶类会升高，胆碱酯酶会降低，从而出现上述症状。

2. 食欲不振、恶心、呕吐

肝功能消退之后引起一系列的消化道问题，诸如腹泻、便秘、恶心、食欲减退等症状都较为常见。

3. 皮肤、巩膜等组织出现黄染现象

人体胆色素长期代谢异常，会引起黄疸，除了上述描述的黄染现象之外，甚至泪液、尿液等也会出现相类似的情况，而唾液一般不会变色。

适合胆囊炎患者的小食谱

1. 栀子仁粥

原料：栀子仁、粳米适量。

做法：将栀子仁碾成细末备用，粳米洗净后放入锅中，加水适量，蒸煮至米烂粥熟时，将碾碎的栀子仁放入，稍事蒸煮，搅拌均匀即可。

保健功效：粳米富含多种粗纤维营养，不仅能有效促进肠胃蠕动，改善便秘等症状，还能提高人体免疫力，促进血循环，从而减少患高血压的风险。除此之外，粳米在预防老年斑、糖尿病、脚气病等方面的功效也较为显著。

2. 清汤冬瓜

原料：冬瓜半个，豌豆少许，料酒、盐、胡椒粉各适量。

做法：将冬瓜洗净后，去除瓜瓤中绵软的一层，然后切成厚薄适宜的片状，将切好的冬瓜置于干淀粉中滚动，等水开之后，放入锅中烫熟，然后添入料酒、胡椒粉、味精、盐，锅烧沸之后，改为文火煨 3 分钟左右，出锅前撒入豌豆苗即可享用。

保健功效：冬瓜具有益胃生津、清降火气的功效，富含多种人体所必需的营养成分。因为冬瓜含钠极少，具有利水的作用，所以，夏天食

用不但消渴解暑，还能避免人体生疮，有效调节人体水分代谢平衡，尤其适合于慢性肾炎水肿以及营养不良性水肿等。除此之外，冬瓜还是理想的减肥食品，它能够促使体内淀粉和糖的转化，消解脂肪，长期食用，不仅可以健美形体，还能保持皮肤光洁嫩白，养颜美容。汤中的豌豆苗则含有多种维生素以及胡萝卜素，具有助消化、止痛、消肿的功效。

3. 松仁牛排

原料：牛脊 80 克，松子仁两勺，鸡蛋一个，面包粉 50 克，味精、盐、白糖、胡椒等调味品各适量。

做法：将牛脊肉剔除筋，切成大片，放入碗中，添入适量盐、胡椒、白糖、味精等，腌制 20 分钟左右备用。将松子仁放入锅中炒黄，冷却之后将细皮搓去，与面包粉混合搅拌均匀。将腌制好的牛脊取出，正反两面拍上干淀粉，并将鸡蛋打碎之后裹在上面，沾上面包粉和松仁，手掌用力按压紧实。将锅置于火上，倒入适量油，等油热到七八分熟时，放入备用的牛脊煎炸直至呈金黄色即可。将炸好的牛排放入盘中，然后四周摆上小西红柿，花椒盐和番茄沙司分别用小碟装好，同牛排一同上桌，即可享用。

保健功效：牛脊含有丰富的蛋白质和氨基酸，不仅可以提高人体免疫力，对于术后需要修复的人体也有良好的补血调养作用，暖胃健脾，补益气血。牛肉滋养脾胃、强健筋骨的作用，很适合体虚气短、营养不良、久病萎黄之人食用。另外，松子仁也含有不饱和脂肪酸以及多种矿物质和人体所需的微量元素，提供人体组织必要的营养之外，还能软化血管、延缓衰老、预防各种心脑血管疾病。

胆囊炎患者的饮食宜忌

胆囊炎是胆囊的常见病之一，胆囊炎患者是有很多饮食禁忌，尤其是在食用水果的时候，患者尽量不要在短时间内进食太多水果，因为过量食用，会使人体内的铜含量下降，从而很有可能导致血液中的胆固醇含量过高，引发胆结石或是冠心病。下面，就为大家简单列举一些胆囊炎患者在食用水果时的宜忌。

1. 酸性水果不宜多食

常见的酸性水果诸如杨梅、李子等，其中所含有的酸性物质很难被氧化分解，人体经常食用，会导致体质变"酸"。中医认为"酸性收敛"，人体过量食酸，不利于气血疏通畅达，可能导致肝胆之气阻滞，对于患有胆囊炎的人来说，体内本身偏湿且有气机阻滞的现象，如果再食用酸性水果，无疑是雪上加霜，加重胆囊炎的症状，很有可能诱发胆绞痛。

2. 榴莲尽量避免

榴莲生性偏热，且有收滞的特点，容易生热助湿，虽有良好的补益功效，但是对于体内湿热郁火较重的胆囊炎患者来说，最好还是避免，尤其是急性发作阶段，吃榴莲犹如"火上浇油"。

3. 胆囊炎患者吃海鲜不宜与酸性水果同食

海鲜中含有丰富的蛋白质以及钙、铁等矿物质，营养丰富，但是如果与酸性水果共同进食，则会降低其营养价值，与此同时，也会刺激肠胃。酸性水果如石榴、山楂、柠檬、杏等，和海鲜一同进入人体，海鲜中的钙和铁等矿物质会与酸性水果中的鞣酸相结合，从而形成一种不易被人体消化和分解的物质，导致肠胃功能紊乱，诱发胆结石或胆囊炎。

4. 尽量避免食用柿子

柿子生性黏腻寒凉，主沉降。人体如果在空腹或是食用螃蟹后再进食柿子，很有可能阻滞体内气机，造成气血淤阻，损伤肝胆之气。另外，人体过量食用柿子，容易生柿石，尤其是胆囊炎患者或是脾胃虚寒之人应尽量避免食用柿子。

为男人的前列腺减压

每年的 10 月 28 日是"世界男性健康日"。绝大多数的成年男性长期承受着巨大的生活与精神压力，身心健康很容易受到损害。前列腺是男性独有的器官，虽然它只有栗子般大小，但却关系着男性一生的健康。

前列腺是人体具有内、外双重分泌功能的性分泌腺。其每天分泌约 2 毫升的前列腺液，它是构成男性精液的主要成分，其分泌的激素则称为"前列腺素"。因为前列腺腺体的中间有尿道穿过，所以当前列腺发生问题时，排尿首先会受到影响。可以说，前列腺是尿液、精液排泄渠道的枢纽。如果这个部位遭受到细菌感染的话，很容易引发炎症，甚至导致增生或癌变。临床中慢性前列腺炎较为多见，因为它可能引起男性不育，主要是由于前列腺分泌功能的下降，导致与精液液化有关的酶（透明质酸酶、胰蛋白酶样酶等）分泌减少，从而导致精液不液化或是液化不完全，以致影响生育能力。虽然说慢性前列腺炎可能会引发这种现象，但那只是一小部分，如果男性要评估前列腺炎是否影响生育能力，最好是进行精液常规检查。

关于慢性前列腺炎的几个误区

慢性前列腺炎多见于中年男性，且诱因较多，临床上普遍表现为尿频、尿急、尿痛、排尿困难、会阴部坠胀不适等。因为慢性前列腺易复发，不易根治，所以让很多男性听之色变，也产生了对慢性前列腺炎的诸多误解。

1. 慢性前列腺炎是治不好的

这是关于慢性前列腺炎最常见的误区之一。慢性前列腺炎并非不能康复，只是这个病易复发，不易根治。不过，只要患者坚持正确的治疗方法，慢性前列腺炎还是可以治愈的。

此外，即使患者康复了，在恢复和保养期也需要保持良好的生活习惯，不吃辛辣油腻、不饮酒，不长时间骑车或久坐。房事要节制，禁止手淫，保持心情舒畅，以免慢性前列腺炎复发。

2. 慢性前列腺炎患者不能进行性生活

性生活会导致男性前列腺充血，而对于慢性前列腺的患者来说，前列腺反复充血，不利于其治疗及恢复，但也不是说不能进行性生活。因为前列腺有炎症时，其组织内会产生很多的细菌等微生物，这些物质是会危害人体健康的，应该及时把它们排出体外。而排出毒素的最好方法就是有规律地进行性生活。禁欲反而会加重前列腺充血的情况，从而更不利于慢性前列腺炎的治愈。

3. 慢性前列腺炎会传染

产生慢性前列腺炎的诱因非常多，而其是否具有传染性，则要视病情而定。一般情况下，如果是大肠杆菌、金黄色葡萄球菌等所致的炎症，是不会传染给对方的，因为女子的阴道内有较强的自洁抗菌能力。如果是淋球菌、霉菌、滴虫所导致的炎症，则具有了相当的传染性，此时就应该停止性生活。而对于衣原体或支原体引起的前列腺炎，最好是治愈后再进行性生活。

4. 长期慢性前列腺炎会导致前列腺增生

很多的慢性前列腺炎患者担心病情反复发作，不能完全康复，长时间会转变成前列腺增生，甚至是前列腺癌。实际上，它们之间没有必然的联系。因为前列腺增生症是一种老年病，主要与男性体内的雄性激素分泌减少有关，一般的慢性前列腺炎患者多为中年男性，他们的雄性激素分泌正常，即使前列腺体积有时候会增大，也是炎症导致，与前列腺增生有着本质的区别。另外，也有一部分人因为急性前列腺炎没有得到及时的治疗，最后转变成了慢性前列腺炎。一旦转为慢性的，情况就会复杂很多，不仅症状多样，轻重亦千差万别。有些患者基本没有什么症状，而有些患者则浑身不适。所以，当男性朋友发现患上前列腺炎就应该及时治疗，彻底除掉病根。

有效预防前列腺炎的食物

前列腺增生和前列腺炎是常见的男性前列腺疾病。有研究表明，前列腺增生多见于40岁以后的男性，尤其是老年人更为常见。因此，前列腺增生，也常常被认为是男性老年病之一。前列腺增生的主要症状有排尿困难、小便次数增多、尿不尽等，严重者甚至会出现尿流变细，排不出的现象，同时伴有腰酸腰痛、四肢无力等不适感。其实，在我们的日常饮食中，有相当一部分食物是可以有效预防前列腺炎的，下面就与大家分享一些。

1. 大蒜、韭菜等葱属类蔬菜

蒜、葱、韭菜等常常被称为"男人菜"，它们不仅具有强大的杀菌能力，还可以促进体内维生素 B_1 的吸收、增进新陈代谢、缓解疲劳。意大利医学专家针对葱蒜对前列腺增生疾病的功效展开过研究，结果发现，男性经常食用洋葱、蒜等食物对预防前列腺增生是非常有好处的。有研究发现，男性经常食用葱属类蔬菜可将罹患前列腺癌的风险减少50%。男性每周至少应该吃3次葱属类蔬菜。中医学认为，葱、蒜辛散通阳，能够破除体内寒气积滞的现象，从而对于各种壅塞、增生性的疾病产生良好的缓解作用，尤其对于淤滞体质的人来说，可以促进气血流通，保健养生。

2. 西兰花、白萝卜等十字花科蔬菜

这类蔬菜含有大量的有机硫化物，一直是蔬菜中的佼佼者。据英国最新报道，十字花科蔬菜能够有效防止前列腺炎症的细胞扩散，生吃或水煮之后食用效果最佳。不过，吃这类蔬菜时最好要充分地咀嚼，才能使其中的保健成分得到良好的释放。

3. 沙丁鱼、三文鱼等富含欧米伽3脂肪酸的食物

男性胆固醇代谢比女性更容易紊乱，因此，他们遭受高血压、高血脂、中风等顽症侵袭的机会也更多。而欧米伽3脂肪酸能够良好阻止血液凝结，同时降低甘油三酯，对心血管大有裨益。生活中富含欧米伽3脂肪酸的食物有：秋刀鱼、沙丁鱼、三文鱼、金枪鱼等，经常食用这些鱼，可有效预防前列腺炎症。

4. 西红柿、西瓜等富含番茄红素的食物

研究显示，番茄红素能清除男性前列腺中的自由基，因而可以起到

保护前列腺组织的作用。不过，需要提醒的是，番茄红素是脂溶性的营养素，因此，在食用西红柿时最好加工熟再吃，吃西瓜时最好能搭配全脂酸奶，这样更有利于番茄红素的吸收。

5. 牡蛎、瘦肉等富含锌的食物

中国营养学会建议男性每天摄入 15 毫克的锌，这个量要比女性稍大。主要是因为男性精液里含有大量的锌，如果体内锌元素不足，会直接影响精子的数量与品质。另外，锌不仅是合成精液的必需品，同时也负担着保护前列腺的重任。生活中常见的含锌量较高的食物主要有水产品（尤其是贝壳类海鲜，如牡蛎等）、瘦肉类以及动物内脏、坚果等。由于水产品和动物内脏易聚集重金属等污染物，因此，食用量不宜过大。

6. 南瓜子、核桃仁

中医认为，肾藏精，主生育，也与膀胱、排尿有关，所以经常食用补肾之品对前列腺是非常有好处的。而南瓜子、核桃仁是补肾佳品，其中，南瓜子具有利尿作用；核桃仁有通便功效，所以，男性在日常生活中应多吃点南瓜子和核桃仁，以补肾气不足。

7. 花粉提取物

花粉提取物对男性前列腺疾病的保健功效是最新的研究成果。尤其是油菜花粉和裸麦花粉，我们知道，蜂蜜中含有花粉的精华，所以，没有糖尿病的男性，适当食用些蜂蜜也是不错的，能够有效保护前列腺。

小 贴 士

大豆预防前列腺癌

大豆对男性的益处主要表现在保护前列腺方面。研究显示，男性每天喝一杯豆奶，罹患前列腺癌的风险要降低30%左右，喝两杯，则能把风险降低70%。

很多女性青睐豆类食品，主要是因为豆制品中含有一定的雌激素，对女性有益。但《华盛顿邮报》的一篇文章曾指出，男性也应该适量食用豆制品。甚至有医学教授宣称："真正的男人从吃大豆开始。"

大豆及其制品对男性前列腺有保护作用，主要是因为男性食用大豆及其制品之后，会在肠道中分解出一种物质，这种物质能够抑制住体内乙羟基睾丸素的形成，该睾丸素很有可能会导致前列腺癌。除此之外，这种物质还可有效预防脱发，对于有脱发趋向的中年男性来说，这无疑是个福音。

此外，与肉类相比，豆类含有的蛋白质丰富而不含胆固醇，对人体不利的饱和脂肪酸含量是很低的，所以，对健康更为有利。很多健身男性可以从豆类及豆制品中获取丰富的蛋白质，从而对肌肉起到一种营养补充的作用，加强健身的效果。

不管男性还是女性，经常食用些大豆还是相当有好处的。

第一，大豆富含的碳水化合物对人体的血糖水平没有影响。

第二，相关实验证明，人体每天食用1/3杯（每杯约为240毫升）的大豆或者是豆制品，能有效预防心血管疾病。

第三，大豆对于胃肠道中的有益细菌具有促进生长的作用，改善消化，预防直肠癌。

第四，多吃大豆还能防止老年人常见的骨质疏松症。

预防前列腺癌的有效途径

前列腺癌是常见的男科肿瘤，而对于前列腺癌的早期发现与治疗最有效的方法就是做直肠指检、PSA 监测和超声检查。除此之外，生活中也要注意日常饮食和保持健康的生活习惯。

1. 定期体检

年过四十的男性朋友，应该每年进行一次前列腺检查，若无明显的问题，可两年检查一次。

2. 粗茶淡饭

日常饮食要注意，尽量少吃或不吃高脂肪的食物，多吃鱼类、鸡类等富含营养的肉食，保持喝牛奶的习惯。另外，适当吃些胡萝卜、番茄等蔬菜对于预防前列腺癌也是很有好处的。

3. 日常生活保持良好习惯

患有前列腺炎的人群，最好不要进行太过剧烈的运动，也尽量不要使身体处于劳累的状态。而对于从事脑力劳动的男性来说，长时间保持坐姿或是憋尿习惯都会对前列腺造成很大的伤害，需要特别注意。最好是在工作一段时间后起来活动一下，多做些放松的运动。另外，远离烟酒等不良刺激，注意卫生习惯也是保护前列腺的要素。

4. 注重运动

男性在生活中要积极锻炼身体，促进新陈代谢，改善睡眠质量，增强人体免疫能力。

5. 别胡乱吃补药

不要随意食用含有雄性激素或是"壮阳"的保健品、中药或中成药，以免刺激前列腺而引发炎症。

男性高发病——肺癌

肺癌一般产生于人体支气管黏膜的上皮，又被称为支气管癌。近50年来，许多国家经过调查都发现肺癌的发病率明显增高，在男性癌瘤患者中，肺癌已居首位。肺癌的病因至今尚不完全明确，不过有大量资料显示，长期大量吸烟是人体罹患肺癌的一个重要因素。每日吸烟超过40支的人，肺癌的发病率要比不吸烟者高出4～10倍。城市居民的肺癌发病率也高于农村，这可能与大气污染和粉尘中的致癌物有关。

肺癌早期治疗

肺癌是一种十分常见的癌症，在我国的恶性肿瘤死亡率中排第二位。一般情况下，肺癌发病症状并不明显，50%～70%的肺癌患者在早期都没有任何症状，也很难被察觉到，但一发现就是晚期。肺癌早期伴有咳嗽、气急、痰中带血等类似结核的症状，基本上没什么特别的，而且跟别的病比如感冒、咳嗽混在一起是完全察觉不到的。通常到了晚期，会有发烧、消瘦、乏力，甚至是恶心的症状出现。特别提醒，如果你在没有任何诱因的情况下，发现有痰中带血或者间断咯血的症状，最好及时到医院做相关检查。另外，当其他的一些症状诸如胸部隐痛、体重下降明显、声音嘶哑、形体浮肿等出现时，往往提示病情已经较为严重了。

早期的肺癌患者，其消化功能还是健全的。因此，在初步临床诊断后，应抓紧时间补充营养，如优质的蛋白质、碳水化合物、脂肪、无机盐和多种维生素，以提高身体的抵抗力，防止或延缓癌细胞的侵袭。肺癌早期患者，最好坚持早发现、早治疗的原则，中医药治疗与补充营养相结合，取长补短，以消减病痛，延长生命。针对肺癌患者出现咳嗽、咯血等症状，中医学中有许多养阴润肺、止咳收敛的药方和食谱，诸如具有养阴润肺功效的杏仁、海蜇、百合、荸荠等，另外，藕节、莲子、柿子、鸭梨、山药、百合、白木耳等食物也都有止咳、收敛止血的作用。民间多采用蛤蚧、龟板膏、龟肉、糯米等滋阴补养的食品。同消化道肿瘤比较，肺癌患者的饮食应是比较多样化的。除了上述提到的滋补食品外，也可以选用牛奶、鸡蛋、瘦肉、动物肝脏、豆制品、新鲜的蔬菜水果等，尽量增加患者的进食量和进食次数，补充营养。另外，需要注意的一点是：肺癌患者的饮食需避免荤腥油腻的食物以及辛辣味的刺激性食品。

临床医师表示：肺癌并不可怕，尤其是早期肺癌，基本上通过手术是可以治愈的，即便中晚期也能做手术，仍然有一定的治愈概率。因此，肺癌患者要积极配合正规的治疗，保持良好的心态，多跟家人、朋友、医生及其他患者沟通，排遣不良情绪。

抽烟族的清肺小食谱

1. 猪肺橄榄汤

原料：猪肺适量，青橄榄6克，香菜少许。

做法：首先将猪肺用清洗液反复清洗干净，然后切成薄片状，置于清水中过滤一次。青橄榄6颗，洗净后切片或整个拍烂备用。将锅置于火上，加水适量，开武火蒸煮至水开后，将切好的猪肺置于锅中，去掉血水和气泡。接着将猪肺取出，锅洗净后加清水适量，将橄榄放入，开火炖半个小时左右至软烂，汤汁中溢出浓郁的橄榄香之时，把猪肺放下去蒸煮5～10分钟。最后，关火，用勺子将漂浮在汤表面的沫去掉，撒上少许香菜即可享用，味美香浓。

保健功效：止咳润肺，滋阴润燥。

2. 白菜炒木耳

原料：娃娃菜500克，黑木耳40克，五花肉80克，葱姜、盐、料酒、生抽、花椒等调味品各适量。

做法：首先将娃娃菜洗净，用刀从中间切开。木耳置于温水中浸泡至软，摘去根部，洗净。五花肉切成薄片。将锅置于火上，倒入少量食用油，开文火加热，然后放入花椒至煸出香味后取出，放入葱姜丝炒出香味。然后放入五花肉煸炒，至油汁浸出，再添入少许生抽和料酒翻炒，接着放入娃娃菜，用武火边搅拌边翻炒。娃娃菜稍软之后放入备用的木耳，添入少许盐，武火翻炒几分钟，即可出锅享用。

保健功效：此道菜中的黑木耳具有滋阴润燥、养胃通便的作用。娃娃菜微寒味甘，归肠、胃经，有养胃生津、除烦解渴、清热解毒、利尿通便的作用。

3. 白萝卜炖蜂蜜

原料：白萝卜一个，枸杞几粒，蜂蜜适量。

做法：先将白萝卜洗净后去头去尾，刨去外皮，切成大小适宜的块状。枸杞置于清水中浸泡至软。在切好的每段白萝卜上面切大约半厘米左右厚度的片状作盖子，再用勺子在白萝卜厚片中间挖一个洞，做成萝卜盅。再把萝卜盅置于盘中，往萝卜洞里倒入蜂蜜至八分满，然后放入枸杞。最后将盖子盖在白萝卜盅上，放入加盖的锅中，开武火蒸煮上汽后转中火隔水清蒸 1 小时。

保健功效：滋阴润燥，降躁除烦。

4. 椰汁香芋西米露

原料：西米、芋头、椰汁各适量，白糖少许。

做法：先将西米置于清水中淘洗干净，后放入锅中，加水适量，开武火蒸煮至水沸后，转为中火一边煮一边搅拌，至西米呈半透明的时候，关火焖 10 分钟左右，直至完全透明，然后用冷水过滤，把其中的黏液冲洗干净备用。芋头洗净后去皮，切成大小适宜的块状，置于蒸锅中蒸约 20 分钟至软糯。最后将椰汁倒入锅中，添入适量清水加以稀释，再加入少许白糖，蒸煮至沸后，倒入芋头和西米，并搅拌均匀即可。

保健功效：西米具有健脾、补肺、化痰的功效，芋头中含较多的粗蛋白、淀粉以及粗纤维，能够散积理气、解毒补脾、清热镇咳。

5. 西兰花炒猪肝

原料：猪肝 50 克，西兰花 100 克。

做法：猪肝洗净后切成片状，放入碗中，加入盐、味精、料酒、酱油搅拌均匀，再拌入少量淀粉备用。再将西兰花洗净后切成小条，置于沸水中焯一下，沥干水分备用。锅中倒入食用油少许，油热之后，放入葱姜爆香，再放入猪肝，炒至七八分熟时，倒入西兰花，添入盐、味精等调味品，搅拌均匀，浇上少许熟油即可享用美味。

保健功效：润肺保健，滋养肺阴。

6. 木瓜鱼尾花生汤

原料：木瓜半个，花生适量，鲩鱼尾一条，生姜少许。

做法：取半个木瓜，洗净后去皮、去核，切成有一定厚度的片状。花生要保留红棕色的花生外衣，置于清水中浸泡，洗净。生姜洗净后去皮、切片。然后将新鲜的鲩鱼尾刮去鱼鳞，用清水洗净后沥干水分。将锅置于火上，倒入少许食用油，添入姜片，将鱼尾的两面煎至微黄。再把花生肉放入瓦煲内，倒入适量清水后开武火蒸煮至沸，再改为中火煲约 1 小时，最后添入鱼尾及木瓜，再煲煮 1 小时左右，添加调味品适量，即可饮用。

保健功效：花生具有益脾、润肺、补血的作用。木瓜能够促进消化。生姜具有解表、散寒、温胃、解毒的功效。鲩鱼尾则可暖胃和中、平肝、祛风、活血。此款汤适宜于秋季天气干燥时食用，能够健脾开胃、补中益气、滋补养颜、强壮身体。

7. 海带丝炒肉丝

原料：猪瘦肉 150 克，鲜海带 50 克，盐、白砂糖、酱油、植物油、生姜等调味品少许。

做法：先将瘦猪肉置于清水中洗净，然后顺着纤维切成肉丝，再将肉丝放入油锅中，开武火煸炒 5 分钟左右。海带置于清水中浸泡至软，用清水洗净，切成细丝，放入锅中，随后添入盐、白糖、酱油、生姜等调味品以及少量清水，再以武火拌炒几分钟，即可勾芡出锅。

保健功效：清肺润燥，补水滋阴。

吸烟的人吃什么清肺

1. 水

人体保持每天喝水的习惯，尤其是低矿物质的水，能有效促进毒素排出，刺激肾脏功能。人在口渴的时候，不少人都喜欢一口气灌饱，其实，这种饮水方法并不健康。少量、多次、慢速是正确喝水方式的三条基本准则。喝水的时候应该先在嘴里含住，然后分几次往下咽，过程中才能充分滋润口腔和喉咙，从而缓解口渴。

2. 鸭血

一般情况下，动物血具有利肠通便的功效，不仅能够清除肠道内的沉渣浊垢，还能对体内的尘埃及金属微粒等有害物质产生净化作用，以防积累性中毒。因此，鸭血又被称为人体的"清道夫"。此外，鸭血还含有丰富的维生素 K，能促使体内的血液凝固，从而具有止血的作用。鸭血中的多种微量元素，对患有营养不良、肾脏疾病、心血管疾病的人群都有良好的调养作用。

3. 香菇

根据研究，香菇中的蛋白质含氨基酸多达 18 种，另外，还含有各种维生素，能够有效促使人体内的抗癌免疫细胞活力提高。同时，香菇中的胆碱、酪氨酸、氧化酶以及某些核酸物质，具有降血压、降胆固醇、降血脂的功效，经常食用可以有效预防动脉硬化、肝硬化等疾病的发生。

4. 杏仁

杏仁，自古就被认为是止咳润肺、降气清火的上品食材。美国一家癌症研究所发表的一份调查数据显示，人体经常食用富含维生素 E 的食物，可以有效降低肺癌的发病率。另外，该研究所在报告中也指出，富含维生素 E 的食物常见有杏仁、榛子等干果以及各种全麦食品等。每天食用 40 粒左右的杏仁，再搭配均衡合理的饮食，是完全可以满足人体对维生素 E 的需求的。

5. 海带

海带是一种海藻类食物，对人体肺部保健也是大有裨益的。海带所含有的胶质能促进体内放射性物质的排出，从而减少放射性物质在人体内的积聚，也就降低了疾病的产生率。早在《本草纲目》中就有相关记载："海带可治瘿病（即甲状腺肿）与其他水肿症，有化痰、散结功能。"近年来，科学家经过多项研究和实验，已经发现人体经常食用海带对预防和治疗多种癌症都有一定的作用。海带淀粉具有降低血脂的作用。海带甘露醇对急性肾功能衰退、脑水肿、乙型脑炎等疾病都有较好的缓解功效。

6. 茶

经常吸烟的男性最好保持喝茶的习惯。因为吸烟所产生的烟雾中含有某几种化合物，它们很有可能会导致人体内的动脉内膜增厚，促使胃酸分泌量减少，使血糖增高等。而茶叶中特有的儿茶素则可以有效防止胆固醇在人体血管壁上的沉积，促进胃肠蠕动，降低血糖。因此，吸烟者经常喝茶，能够有效降低吸烟所带来的负面影响，延缓某些疾病的发生。同时茶叶还有利尿、解毒的作用，促使吸烟所产生的有毒物质随着尿液及时被排出体外，减少其在人体内的停留时间。

7. 白萝卜

白萝卜是滋阴润燥，清肺养肺的优良食材，生吃效果好，榨汁效果更佳。白萝卜含有的辣味成分可抑制组织细胞的异常分裂，进而预防癌症发作。在我国民间就有萝卜赛人参的说法，适合于免疫力低下的人群日常食用，能够化痰止咳、清热生津、凉血止血、健胃消食。对于戒烟人群，可以将白萝卜洗净后切丝，依个人口味拌点盐或糖，当作零食食用，对戒烟很有帮助。此外，萝卜还具有杀菌、促进食欲和抑制血小板凝集的功效。萝卜中含有丰富的膳食纤维和大量的淀粉分解酶等消化酶，对于改善人体的肠胃功能都有非常不错的促进作用。

8. 西兰花

西兰花营养丰富，含有蛋白质、糖、脂肪、维生素和胡萝卜素等多种营养，被誉为"蔬菜皇冠"。其强大的保健功效一直是蔬菜中的佼佼者。经常食用西兰花可有效增强肝脏的解毒功能，同时提高人体的抵抗力，对于日常感冒和坏血病的发生都有良好的预防作用。调查显示，经常食用西兰花能够有效减少人体直肠癌及胃癌的发病概率。美国癌症协会的报告中也指出，在众多的蔬菜水果中，西兰花和大白菜的抗癌效果是最佳的。日常生活中可以用 25 克西兰花熬汤，频频饮服，具有清热解渴，利尿通便以及爽喉、开音、润肺、止咳的功效。

你的胃还好吗

胃，从田从肉，从字形上看，为肉上有田，也就是说胃部是人体中承受"五谷之土"的地方，故胃部又有"太仓"之称。胃作为人体六腑之一，主受纳和通降，素有"水谷之海"之称，与脾脏互为表里，二者共同作用，完成对水谷的消化和吸收以及传输的过程。胃部将人体咀嚼烂的食物消化为食糜，然后下传于小肠。脾胃同为后天之本，胃主消化，脾主运化，是气血生化的源泉，二者的功能相辅相成。胃主通降，如果身体出现嗳气、食欲下降、口臭、便秘等症状，很有可能是胃的通降功能失效了。在食物消化的过程中，都依赖于胃气的通降作用，也就是降浊的过程。

胃病的表现

1. 胃部总是感觉不适，疼痛、饱胀感明显

胃病的表现形式多种多样，但是有一点是共通的，就是胃部总觉得不适，或是隐隐作痛，或是饱胀感强烈，甚至还会有绞痛、刺痛感，反酸胃灼热感。

2. 舌淡无味

中医理论认为"脾脏开窍于口"，如脾脏受困，或是脾虚等问题，都会引起人体口淡无味，没有食欲。舌苔淡白，为胃病初期；舌苔黄厚，则为实证；舌质有瘀斑，多为胃部疼痛；舌质肥厚，多为便秘者。

3. 口苦口气重

口苦最常见的原因是肝胆受热所导致的，胆气上泛，则会口苦。口气重，多是脾脏不适引起的，脾虚不足以运化体内寒湿邪气，淤堵于中，便会口气明显。

4. 打嗝嗳气

打嗝嗳气也多是由于体内寒湿困脾或是脾胃阴虚等原因导致的。另外，情绪起伏大或是情绪不佳、压力过大时，也有可能引起这种症状。

胃部养生三穴

1. 上脘穴

上脘穴位于人体上腹部的前正中线上，大约在肚脐上5寸位置，和食管相呼应，是食物进入胃部的通道。当人体由于进食过快或是吃得太饱，引起胃胀、恶心、呕吐等不适感时，可以适当按压上脘穴，能够有效缓解上述不良症状。经常按摩此穴位，能健脾和胃，利水降逆。

2. 中脘穴

中脘穴位于人体上腹部，胸骨下端和肚脐连线的中间，大约是肚脐上方4寸的位置。揉按时，最好用两只手的力量点击揉搓，过程中会产生酸痛之感，或是打嗝现象，用力要稍大一些，持续5分钟左右即可。对于中脘穴，除了按摩，还有艾灸、拔罐等方式。中脘穴位于胃部中间，对于常见的消化不良、营养不足、水肿等胃部疾病都有很好的缓解作用。专家提醒，经常揉按中脘穴，可以改善人体食欲，促进胃肠运动，帮助排除多余脂肪和毒素，促生气血，从而使脸色红润，延缓女性衰老。不过，需要注意的是，孕妇禁止按摩中脘穴，以防发生意外。

3. 下脘穴

下脘穴位于人体上腹部的正前中线上，大约是肚脐上方 2 寸的位置。将食指和中指并拢，按照顺时针的方向揉按下脘穴，持续约 3 分钟，即可达到刺激穴位的目的。下脘穴主要掌管着食物由初次咀嚼到细致消化的中转过程。下脘穴出现问题，通常体内的毒素会增多，小腹、大腿、臀部的脂肪堆积较为厚重。经常揉按下脘穴，不仅可以让食物充分消化，还能塑造迷人身材。

平常工作累了或是晚上看电视的时候，我们可以用手轻轻揉按这三个穴位，充分调动他们的积极性，对于胃部常见的不适症状都有较好的改善作用。

幽门螺杆菌

提到胃病，不能不提到幽门螺杆菌，它是导致胃部疾病的主要原因，而其主要的源头为不卫生饮食。据统计，全世界大约有一半的胃病患者的胃部中都有这种细菌在繁殖，而很多胃炎、胃溃疡、胃癌患者的身体内都有幽门螺杆菌的存在。人体感染这种病菌后，大约有 10% ~ 15% 的人会得胃病，胃病的发生与遗传以及饮食结构、环境污染等多种因素有关，而幽门螺杆菌只是其中重要的致病因素之一。专家介绍：幽门螺杆菌是人类至今唯一一种已知的胃部细菌，黏附于人体胃黏膜的上皮细胞组织上，常呈典型的螺旋状或弧形。正常情况下，我们胃部的免疫系统会对幽门螺杆菌进行"顽强抵抗"，但是这种细菌如果长期存于体内，进而繁殖，会导致胃部的防护系统"伤痕累累"，随之而来的是各种胃部炎症、溃疡，甚至是萎缩，逐渐消化道也会出现不适，诸如餐后饱胀、恶心、反酸等。幽门螺杆菌会释放毒素，使得胃黏膜及组织反复受到刺激，进而影响到整体的免疫功能，增加了患胃病或是致癌的可能性。看到这里，可能很多读者会怀疑自己的胃部是不是有幽门螺旋杆菌。专家解释，即使是检查出幽门螺旋杆菌呈阳性的人，绝大部分也是不需要治疗的，只需要在中年后定期进行内视镜检查或是在消化道不适时进行内镜检查。但以下人群，需要进行必要的清除治疗：患有消化性溃疡、慢性胃炎的人群；胃黏膜萎缩或糜烂者；长期服用阿司匹林的人群；患有胃食管反流或是缺铁性贫血以及血小板减少紫癜患者。

排毒是给五脏减负担

过去，人们生病主要是由于细菌感染、营养不良、生活方式不健康或是心理压力过大等因素。现代医学表明，人体中长期积累过多毒素无法排除，也会导致疾病。专家提醒，人们应该按时对身体毒素进行"清扫"，这样不仅能缓解疾病症状，也是给身体五脏"减负"的过程。

人体毒素过多的症状

1. 口臭

口臭是指人体口腔内发出一种臭秽的气味，多由脾脏、肺脏以及胃部食积不化，或是运作不良导致的。进入人体的食物长时间不能消解，就很容易变成毒素滞留于体内。有些人还贪食辛辣油腻更有可能使毒素郁结，常见如口腔溃疡、龋齿、消化不良等肠胃疾病。

2. 色斑

人体面部的色斑通常都是内分泌发生紊乱导致的，这些悄然出现的黄褐斑，不仅使肌肤失去了往日的光彩，更是内脏毒素累积的表现。

3. 痤疮

痤疮是一种毛囊与皮脂腺的慢性炎症疾病，其原因是多种毒素在体中堆积，并在细菌的作用下产生了有毒物质，并随着血液和经络运行到全身，表现在皮肤上就是油脂向外渗溢，使皮肤变得粗糙不堪。这些"面子"上的问题，其实都是身体内部的毒素在"运作"。除此之外，饮食中缺乏维生素、矿物质，或是精神紧张，都有可能引起痤疮。

四种方法清五脏毒素

1. "咳嗽"清肺毒

肺部是人体最为脆弱的器官，因为它与外界环境联系最为密切。大气中的粉尘、有害气体、细颗粒物等都会对肺部造成一定程度的伤害。这些有害物质通过肺部进入人体后，随着血液循环而"株连全身"。我们日常生活中可以进行主动咳嗽，并到空气新鲜的室外做深呼吸。先缓缓抬起双臂，吸气，然后进行突然咳嗽，使得口鼻中的气体甚至是痰液咳出。每日几次，可有效清理肺部毒素。

2. 喝水冲肠毒

肠道尤其是大肠和直肠，是人体粪便的存积之处，如果不及时排出，粪便中的硫化氢等有害物质就会被人体重复吸收，这样不仅会引起腹胀，甚至会导致头晕乏力、思维不清的症状。而每天饮用足够量的水，不仅可以有效稀释血液，还能冲刷肠道，清理毒素。

3. 食物净血毒

绿豆：绿豆具有清热解毒、除湿利水的功效，尤其适合于夏季消暑解渴，排毒消肿。不过，在煮绿豆的过程中，时间不宜过长，否则其中的有机酸受到长时间高温影响而被破坏，功效也就降低了。

青橘：青色的食物可以畅达肝气，从而起到疏肝解郁、缓解情绪的作用，换句话说，青色食物能够促进肝脏排毒。中医专家也推荐大家在生活中多食用青色的橘子或柠檬，或打成果汁，促进毒素排出。

枸杞：枸杞具有清肝明目、补益气血的作用。保持食用枸杞的习惯，不仅可以提升肝脏的耐受力，还能良好地保护肝脏，提高肝脏抵抗毒素的能力。中医建议，食用枸杞时，可以每天咀嚼服用一小把。

葡萄：葡萄具有疏肝益胃、清肠补气的功效，经常食用葡萄，还能增加心脏的造血功能。另外，红葡萄酒也有活血、软化血管、清除血管毒素的作用。

4. 运动除肤毒

出汗也是人体排毒的有效途径之一。汗液和尿液从某种程度上来说是一样的，都是体内的废物。因此，人体要经常保持运动，诸如爬山、打篮球、跑步等，通过这些方式，促进人体主动排汗，毛孔张开后，皮肤表层的油腻和污垢得以流出，促进血液循环，加快新陈代谢，清理血液毒素。除此之外，洗热水澡也有类似的作用。

身体是如何排毒的

我们身体是一个相对独立的循环圈，从食物进入人体开始，首先是经食道将食物运送到胃部，胃部配合脾脏的运化，进行消解，并将人体所需的营养物质通过血液、经络等提供给身体各处组织及器官。

食物残渣则进入小肠和大肠，并最终将废物排出体外。当然，身体内部也有一套自己的排毒系统，如肝脏藏血解毒、肺脏排出二氧化碳、脾脏对各种微生物进行抵抗。我们生活中关注较多的身体排毒器官是淋巴和肠道。淋巴系统是人体非常重要的免疫系统，当人体受到外来细菌的侵害而发炎时，也时常伴随着淋巴结肿大的症状。正常状态下，人体的淋巴系统是足以将人在新陈代谢过程中所产生的毒素清除干净的，但是如果淋巴的循环功能出现问题时，毒素就会在体内堆积，从而在面部形成色斑、暗疮，肤色也变得暗淡没有光泽。肠道在排毒的过程中扮演的角色则更为突出和重要。人体饮食中的固体垃圾，必须依靠肠道来代谢和排出体外，它和肾脏构成我们人体80%的代谢通道。当大量有害菌群聚集于肠道或肠壁上时，不仅使得整个肠道的菌群被破坏，还会导致人体产生腹泻、便秘等不正常情况，继而皮肤也会显得松弛无光泽。

加快身体排毒的方法

1. 多食用粗纤维的食物

粗纤维食物中含有大量的不可溶纤维，能够促进肠道垃圾的代谢，尤其是长期黏附于肠壁的废物。

2. 多饮水

多饮水可以促进人体排尿，而排尿是人体最主要的排毒途径，大部分的毒素会随着尿液排出体外。

3. 拔罐、刮痧

中医学中的拔罐、刮痧等方式，也是排毒的有效途径之一。在刺激皮肤的同时，可以打通闭塞的经络，改善体内瘀阻现象，调节身体微循环，自然也就加快了人体的排毒进程。

4. 酸奶等发酵型乳制品

经过发酵的乳制品中，含有大量的益生菌，不仅可以平衡肠道菌群，对于维护肠道健康同样具有重要的意义。

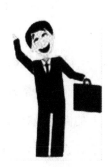

PART FIVE 第五章
延年益寿的中医小妙招

经络按摩瘦身，告别"啤酒肚"

随着夏季的到来，人们对于肥胖和减肥的关注度似乎也随着气温的升高而不断攀升，减肥食谱与绝招满天飞。而对于中年男性来说，肚子上的肉是最难减的，也就是我们常说的"啤酒肚"。啤酒似乎已经成为节日或派对狂欢的助兴液，在高兴之余，人们难免多喝几杯，就在觥筹交错之间，不仅伤了身体，也严重影响了形体，形成令人尴尬的啤酒肚。

男士啤酒肚的诱因

目前，关于啤酒肚的形成有很多种解释，一部分人认为是源于营养过剩，还有人说是人体摄入的营养不均衡造成的。其实，每个男人的基因不同，因而引发啤酒肚的原因也不尽相同。通常情况下，青壮年男性出现啤酒肚，往往是代谢失调、饮食不规律、缺乏锻炼、大量饮酒等原因造成的。而对于中年男性而言，则是有很多因素造成的，比如睡眠质量差、荷尔蒙分泌减少、缺乏运动、饮食不规律等，再加上很多中年男性每天坐着办公的时间较为长久，新陈代谢降低，腹部脂肪囤积是非常容易的。另外，当人体面对较大的工作压力时，往往容易饮食过量，从而导致消化不良，造成体重超标。也有部分人认为是心理原因在起作用，我们常说"心宽体胖"，也就是无精神压力时，人体就容易发胖。很多男性结婚后，身体会迅速发福。在医学领域中，啤酒肚也叫"腹型肥胖"，专家指出，一般男性体内大约有 300 亿个脂肪细胞，随着年龄逐渐增长，这些细胞会越来越重。因此，基本上每个男人在 30 岁以后，体重都会有所增加。面对这种情况，专家建议广大中年男性：保持健康的生活方式很重要，切莫过度饮酒。

我们都知道，少量饮酒是有益身体健康的，而长期大量饮酒会导致肝脏对脂肪的处理能力下降，脂肪积于体内就会形成内脏脂肪，同时还有可能引发脂肪肝、高血脂、高血压等代谢综合征，严重时还会有猝死的危险。

经络按摩轻松减去啤酒肚

在很多人的观念中，认为"啤酒肚"是钱与权的象征。而当身体出现一些病变之后，才明白了"啤酒肚"的危害。中年男士发胖，多是从肚子开始。这种微小的变化最初只有自己能观察到，但到了后来，也就成了司空见惯的特征。专家提醒，中年男性平时应当加强锻炼，合理调节饮食，以预防肥胖及其带来的并发症。如果有必要，可以在锻炼和控制饮食的基础上选择一些专业的减肥机构进行科学减肥。

前面提过，啤酒肚的形成与个人体质有着较为密切的关系，因此，"啤酒肚"患者在减肥前最好进行辨证分析，其中中医经络按摩减肥的方法较为健康。这种方法本质上就是对穴位进行刺激和按摩，通过疏通经络的方式来调节人体的新陈代谢功能，使身体处于一个健康与平衡的状态，从而达到减肥的目的。

与其他减肥方法所不同的是，中医经络减肥效果良好、标本兼治，而且不容易反弹，不仅能够减去腹部的皮下多余脂肪，内脏脂肪也能得到良好的清理。同时，对于长期饮酒造成的脂肪肝、高血压、高血脂、脏腑功能失调等疾病能起到辅助的改善作用。下面为大家提供几种简单的操作方法。

1. 腹部按摩法

此方法适用于腹部脂肪堆积较为严重的人群，或是消化系统、神经系统和泌尿生殖系统等有不适感的人群。患者躺在床上，并保持仰卧姿势，全身放松，尽量穿宽松舒适吸汗的衣服，同时让另一个人面对患者坐于左侧。首先用推压的方式从上腹开始逐渐向小腹移动，此套动作重复 3~4 遍，然后依次用三指叠按于腹部的上中下部，每个部位揉按 2~3 遍。此法不宜在饭后或是特别饥饿时操作。另外，对于身患慢性病的人群，在持续按摩一个月后，可以适当休息几天再继续。

2. 全身性有氧运动

全身性有氧运动诸如跑步、爬山、骑车、游泳、打球等，每次坚持半个小时以上，最好每天累计达到 60~90 分钟的运动量，每周坚持 5 天以上，对于腹部脂肪的消解还是很有用的。如果同时搭配饮食调整，效果会更好。

3. 腰腹部微运动

在全身性有氧运动的基础上，进行针对腰腹部的运动更能促进腹肌力量的增强，从而使脂肪不易堆积在腹部，塑造腰部完美曲线。简便易行的腰腹部运动有收腹快走、仰卧卷腹、仰卧举腿等。

（1）收腹快走

收腹快走要求步行速度保持在每分钟 90～110 米，抬头挺胸，自然收小腹，同时注意横膈不要上抬，不要上耸双肩，两臂抬至腰部，前后摆动于身体两侧。

（2）仰卧卷腹

人体保持仰卧姿势，收卷小腹，双手置于胸前，下巴内收，双腿屈膝成 90 度，腹肌用力使肩胛骨离开地面，同时注意不要把背部下方抬起，此为一套动作。重复 15～30 次为一组，期间间隔 1 分钟左右后再做第二组，一般做 3～5 组即可。

（3）仰卧举腿

人体保持仰卧姿势，上举双腿，双手自然放于身体两侧，双腿抬起，膝关节弯曲 90 度，下腹肌用力将双腿抬起，保持大腿垂直于地面。此套动作做 15～30 次为一组，期间可以间隔 1 分钟左右后再做第二组，一般做 3～5 组即可。

4. 上腹部脂肪指压法

腹部是脂肪堆积的主要部位，而男性在肚脐上方一带堆积得更为明显。我们可以采用上腹部脂肪指压法来改善和消解。指压身体的上腹部，同时稍用力使手掌充分弯曲，然后垂直下压约 15 秒钟左右的时间。若指压侧腹部时，必须将手掌充分弯曲并且分别置于左右侧腹上，沿水平方向按压并稍微用力，坚持 15 秒钟左右即可。

5. 腹部健美操

（1）人体保持平躺姿势，双脚固定于某一点。手臂上举伸至头顶处，然后用力坐起，双手触到足尖，再将上身缓慢向后倒。反复做10次。

（2）人体保持自然站立的姿势，左手轻按腹部，右手置于脑后。然后慢慢吸气收腹，与此同时，左手向内压腹部，憋气几秒钟后再呼出，这个过程尽力使腹肌放松并慢慢向前拱起。反复做10次。

6. 涂抹摩脐法

人体保持仰卧姿势，辅助者站其旁边，然后在施术部位上涂凡士林或食用油，涂抹均匀。辅助者用手掌和掌根在患者的腹部按揉2~3分钟，再用双手掌根按照顺时针方向在横结肠、降结肠、乙状结肠部位进行按揉，每个部位持续3~4分钟即可。此法对于胃肠蠕动功能不足、脾湿不利等症状都有良好的改善作用，同时还能加快皮下多余脂肪的溶解。另外，在中脘穴、气海穴、关元穴、天枢穴等穴位进行反复点、按、拨，也可以起到减肥的目的。

波浪式推压法

两手的手指并拢，保持自然伸直，同时左手掌置于右手指背上，右手指平贴腹部，并用力向前推按，然后左手掌用力向后压，一推一回，由上而下，循序渐进，慢慢移动，就好像水中的浪花。腹部减肥一般选位于脐下3寸的关元穴、天枢穴（脐旁开2寸）以及脐上4寸的中脘穴。在进行腹部按摩时，最好让患者仰卧于床上，穿宽松的衣衫。首先，用波浪式的推压法从上腹开始逐渐推移到小腹，期间进行3~4遍，然后依次在中脘穴、左天枢穴、关元穴进行，每个穴位按压2~3分钟即可，每日一次。但需要注意的是，在饭后饱餐或特别饥饿时不宜进行此项按摩手法。这一手法，患者本人也可自行按摩，选择早晚各一次，每次持续半个小时左右，同样可以达到腹部减肥的目的。

法国流行"肚皮按摩法"

"啤酒肚"不仅有碍于形体，还容易导致一些慢性病。下面为大家介绍一下在法国非常流行的"肚皮按摩法"。专家表示，每天坚持 5 分钟左右，对于减小"啤酒肚"很有效果。

准备：人体保持仰躺的姿势，露出小腹。然后取杏仁大小的乳液置于手心，慢慢揉开，然后以肚脐为中心按照顺时针方向缓慢画圆按摩10 次左右，把乳液均匀涂抹于小腹表面。

第一步：揉。把大拇指置于肚脐附近，固定不动，然后用食指、中指、无名指捏住肚子外围，一边蠕动一边朝肚脐方向捏揉。期间能明显感觉到大拇指与其他三指之间的腹部肌肉有转动感，如果在做完后，腹部皮肤发红并且有微痛感，表示动作做到位了，而且有疗效。然后以脐部为中心，从腹部上方、左上方、左下方、右下方、右上方五个方向开始，各揉一遍。这个动作对于腹部的微循环以及提高体内血氧含量、营养物质的运输效率很有帮助。

第二步：抓。从腹部外围开始，先是用五指把腹部的肌肉大把抓起，就感觉像是"拎"着它一步步向脐部推进。这个动作做完后腹部皮肤也会泛红，肌肉也会产生微痛感。这个动作能够促进腹部脂肪颗粒的排出。

第三步：捏。用大拇指、食指以及无名指从腹部外围的肌肉开始，向肚脐方向依次捏腹部肌肉，直至有微痛感产生即可。这套动作能够有效活化皮肤，减少皮肤脂肪的堆积。

———————————————| 小 贴 士 |————————————————

男性消除啤酒肚的生活小细节

1. 每天坚持运动半个小时

先介绍一套随时随地可做的简单运动，不仅可以保健养生，同时对于消除啤酒肚也有很好的促进作用。具体方法是：站立时双手抱肘，两腿保持并立姿势；少乘电梯，尽量步行上楼；凡是能站着完成的事就别坐着，如复印文件、打电话、看报纸，甚至是穿鞋袜等。站立时脚尖保持稍翘，促使身体肌肉与组织处于紧张状态中。另外，对于腹部脂肪最有效的消解方法在全身运动的基础上，再加强腹部局部组织的运动。

2. 一天三餐要定量，少吃零食

每天坚持三餐按时按量，工作或生活中只携带低脂肪、低能量的小吃或零食，如水果、蔬菜、饼干等，少食用膨化食品、垃圾食品以及过分寒凉的食物。早餐讲究丰盛，午餐要吃饱，否则，你饥肠辘辘地回到家里，面对晚餐的美味佳肴，肯定是少吃不了的。

3. 多喝水

保持喝水的良好习惯，尤其是当你想吃甜点的时候，就去喝水，不仅吃甜食的欲望会消退，还能补充人体所需要的水分。当精神压力过大而想吃东西时，在拿起食物之前不如先喝一杯水，或是先出去散散步，有时候，体力活动比吃东西更有利于解除精神压力。

4. 尽量减少在外面就餐的机会

外面餐馆中的饭菜似乎比自己家里做得更香，但是同时你要知道，其能量和脂肪也会更多。因此，生活中尽量减少在外面就餐的机会，如果有时间，自己做做饭，陶冶情操的同时，或许你还会发现生活中更美好的一面。如果避免不了在外吃饭，最好不要去快餐连锁店，因为那里可供选择的低脂肪食物很少。

5. 一个人吃饭容易吃过量

生活中最好和同事、朋友一起进餐，这样就会把注意力放在与同伴的谈话上，而不仅仅是食物上。尽量不吃自助餐，除了由于吃得过多胃肠不舒服之外，还容易引发慢性胃炎。

6. 少喝酒

酒水中含有的酒精能量很高，它一方面会阻止体内脂肪的消耗，同时还会降低人的意志力。因此，在喝酒之前不如先去喝杯水，可以加快体内废物的代谢过程。

改善身体的特效穴位

人体是世界上最杰出的艺术品，其中含有很多的保健"按钮"，对男人而言，最关键的两大养生"按钮"就是关元穴和腰眼穴。除此之外，还有一些强肾固本的保健穴位，这些小小的"按钮"，对于男性健康的意义是至关重要的。下面我们就一起来看看能够改善男性身体的特效穴位有哪些。

关元穴

对于男科保健，其中一个非常重要的穴位需要大家了解，那就是关元穴。古语有云，"当人身上下四旁之中，故又名大中极，为男子藏精，女子蓄血之处也"。此穴具有补肾壮阳、温通经络、理气和血、补虚益损、壮元气之功效，历来都被认为是人体保健的要穴。对于生活中常见的元气虚损的病证，如中风脱证、全身无力、疲劳怕冷等，以及一些下焦病证，如痢疾、疝气、便血、小便滴沥不尽、尿频、尿急、尿不尽等，都有良好的缓解和改善作用。

关元穴是人体小肠的募穴，小肠之气结聚于此并经此穴输送至皮肤表层，是养生吐纳、吸气凝神的部位。关元穴位于人体"阴脉之海"的任脉之上，肚脐下四横指之处，又称为下丹田。因此，要找到关元穴其实很简单，在人体正中线上，从肚脐向下量出四指宽的距离，即为关元穴。中医认为，关元穴具有固本培元、补益下焦、强壮身体的功效。

自我按摩时，首先可以以关元穴为圆心，左手或右手掌做逆时针及顺时针方向按摩 3～5 分钟。随后，根据呼吸节奏按压关元穴 3 分钟。如果有条件，也可以用艾条灸关元穴，每次 10 分钟左右，有很好的强肾壮阳作用。经常揉按关元穴，可以良好地调节内分泌，从而改善色斑、青春痘等状况。揉按时切忌过度用力，只要是局部有轻微酸胀感即可。

腰眼穴

男性身体不适的常见症状之一为腰酸腰痛，针对这个现象，中医认为，可以通过揉按腰眼穴来加以缓解。

腰眼穴为人体经外奇穴，在腰部第 4 腰椎棘突下，旁开约 3.5 寸的凹陷中。中医认为，用手掌经常搓腰眼穴位，不仅可以有效疏通带脉以及强壮腰脊，同时还能起到聪耳明目、固精益肾和延年益寿的作用。中年人保持经常搓腰眼穴的习惯，到了老年仍然可以腰背挺直，同时还能有效预防风寒引起的腰痛等。

现代医学研究也证明，经常按摩腰眼穴不仅可以使局部皮肤中丰富的毛细血管扩张，促进血液良好循环，加快垃圾产物的代谢和排泄过程，同时能充分刺激神经末梢，进而对神经系统造成一种温和的刺激，能够帮助病损组织尽快修复，提高腰肌的耐受力。所以，无论是白领久坐族，还是普通劳力工人，都应该经常按摩腰部的腰眼穴。对于常见的慢性腰肌劳损、急性腰扭伤等症状，都可以起到较好的防治作用，同时对椎间盘突出、坐骨神经痛等病症也有明显的疗效。

在进行自我按摩腰眼穴时，应该先找第4腰椎棘突这个水平线。它的找法并不难，人体保持双手叉腰的姿势，然后从后面能摸到腰间的骨头，此为解剖学中的髂嵴，髂嵴正好与人体的第4腰椎棘突保持在同一水平线上。然后，从人体正中线开始测量出一个手掌再多一点的距离，就是腰眼穴的位置。

通常情况下，人体在按摩腰眼穴时，身体保持正坐姿势，两手握拳自然背向后面，用食指部位隆起的拳眼用力按腰眼穴，并适当做一些旋转。按揉的过程力度要适宜，以人体感到酸胀为度。每次揉搓5分钟左右即可，长期坚持按摩腰眼穴，对于男性健康很有好处，能够强腰健肾，固本保健。

男性进入四十岁后，身体功能就开始呈现衰退的趋势，这是人体正常的生理现象，无法阻止，更无法逆转，但是生活中多使用一些保健的手段，就可以保持人体正气充足，阳气不亏，从而降低各种男性疾病的发生概率。上述介绍的关元穴和腰眼穴这两大穴位，对于中年男性的保健养生具有重要意义，必要时也可以使用针灸或艾灸来加强疗效。

七大穴位帮助男人强身固肾

人体中存在着很多穴位，经常揉按这些穴位可以起到祛病养生、滋补保健的作用。有些穴位能够健脾养胃，有些穴位可以止痛散瘀，当然，还有一些穴位是能够强化男性性功能，具有固肾培元的作用。男性经常揉按这些穴位，可以有效提高性爱质量，同时还能预防多种男性疾病。下面就为大家介绍一下男性强身固肾的七大穴位。

1. 承扶穴

承扶穴位于人体臀部横纹线的中央下方。这片区域是性感带最为密集的地方，在按摩的时候，指压可以稍微用力些。同时，主导生殖器官的神经在此处经过，因此，经常按摩承扶穴可以有效增加男性对性的感受能力。

2. 委中穴

委中穴位于人体膝盖的后方，腘横纹中点，当股二头肌腱与半腱肌肌腱的中间部位。因为主导生殖器官的神经延伸至委中穴，因此，在日常生活中，可以经常用手指轻轻揉按委中穴，不仅能有效提高性亢奋度，同时对于缓解紧张情绪引起的性欲下降还有特别的作用。另外，委中穴为膀胱经之合穴，膀胱经脉从头至脚，夹行脊柱两侧，直达腰部，然后又从腰部分出，夹脊柱穿过臀部直下膝窝之腘窝中。所以，对于常见的腰膝酸软、腰背部疼痛，可以通过揉按委中穴得到缓解，具有疏调经气，强腰健膝的作用。

3. 商阳穴

商阳穴位于手掌中食指靠拇指的一侧，也就是指甲角正后方 2 毫米处的位置，因为这个穴位处于大肠经脉上，因此，经常揉按商阳穴能够有效调节消化道功能，促进人体的新陈代谢，保持人体组织健康，对身体有着滋补强壮的功效。男性保持强壮的身体是拥有高质量性爱的必备条件之一。

4. 命门穴

命门穴位于人体腰部，后正中线上，第二腰椎棘突下凹陷中，大约和肚脐处于同一水平。在按摩命门穴时，可以用拇指按住命门穴，用力深压，力度以感觉酸胀为宜，也可以以命门穴为中心，作圆圈状按摩，来回揉动数十次。按摩命门穴对于性冷淡、性障碍等具有很好的改善作用，能够平衡和恢复性功能。

5. 膈俞穴

膈俞穴位于人体肩胛骨和脊椎骨之间，这个穴位有两个，左右各一。按摩膈俞穴时，可以用指压的方式进行，食指紧按这个穴位，并以一定力度向深层按压，也可以以膈俞穴为中心，作圆圈状按摩，可以有效促进血液流通，同时也能帮助身体产生一种难以言喻的快感和舒畅。

6. 天柱穴

天柱穴位于人体颈部后正下方的凹陷处，大约在发际正中线旁开约 2 厘米左右的地方。后脑至颈部属于人体的性感带，如果爱抚这片区域的话，人体会产生一种触电般的酥麻感觉。因此，男性在生活中可以经常使用拇指按摩此处，能充分达到前戏的效果。

7. 肾俞穴

肾俞穴位于人体腰部的第二腰椎棘突下，大约在旁开 1.5 寸的位置，左右各一。因为肾俞穴是人体肾经的主要穴位，所以保持揉按此穴的习惯，能够强壮肾气，对于改善性冷淡，增强肾功能也有非常大的帮助。

中药解酒更有效

酗酒、醉酒而引起身体不适，在中医学中被称为酒毒。男性工作应酬或是交际需要，饮酒总是在所难免的，如何对付酒毒，以及缓解饮酒过度出现的各种不适症状，就显得尤为重要。历代医家通过摸索，发现某些中药中的有效成分能够缓解这些症状，下面就为大家推荐一些。虽说中药解酒能够缓解酒后的诸多不适，但是更为重要的是把好酒从口入的关卡。

药方解酒

1. 豆蔻良姜汤

原料：高良姜 10 克，草豆蔻 15 克，茯苓、人参各 30 克，青皮 12 克。

做法：将上述所有材料置于锅中，加水适量，开文火慢慢炖煮至烂，然后滤渣取汁，即可服用。

保健功效：理气除胀，降逆止呕，解酒。用于缓解饮酒过度，呕逆不止，心腹胀满等不适感。

2. 橘皮醒酒散

原料：橘皮（去白）、陈橘皮各250克，檀香100克，葛花、绿豆花各175克，人参、白蔻仁各50克，盐150克。

做法：将上述所有材料放入锅中，加水适量，开文火慢慢炖煮至烂，然后滤渣取汁，即可服用。

保健功效：健脾醒酒。用于酒醉不醒，呕吐吞酸。

3. 陈皮汤

原料：陈皮（去白，浸炒）28克，葛根、甘草、石膏（打碎）各30克。

做法：将上述所有材料放入锅中，用文火慢炖至烂，滤渣取汁后服用。

保健功效：适用于饮酒过度，酒毒积于肠胃，呕吐，不食汤水等症状。

4. 解酒散

原料：葛根、薄荷、砂仁、甘草各15克，盆硝8克。

做法：将上述所有材料置于清水中浸泡片刻，然后再置于砂锅中，开文火慢炖至软烂，滤渣取汁，即可服用。

保健功效：解酒。适用于饮酒过度。

5. 人参汤

原料：人参58克，枳实35克，白芍、瓜蒌、生地、茯神、甘草各30克，葛根25克，酸枣仁28克。

做法：将上述所有材料置于清水中浸泡片刻，然后再置于砂锅中，开文火慢炖至软烂，滤渣取汁，即可服用。

保健功效：益气安神，清热除烦，解酒。用于饮酒过多，大热烦躁等。

6. 百杯丸

原料：沉香 18 克，陈皮 14 克，葛根、甘草各 16 克，红豆、丁香各 15 克，砂仁 45 克，白豆蔻 58 克，干姜 30 克。

做法：将上述所有材料置于清水中浸泡片刻，然后再置于砂锅中，开文火慢炖至软烂，滤渣取汁，即可服用。

保健功效：理气，和胃，解酒。适用于由于饮酒过多而导致的胸膈郁闷，呕吐酸水，胃腹疼痛等症状。

7. 百杯散

原料：甘遂 28 克，葛花、橘皮各 30 克。

做法：将上述所有材料放入锅中，加水适量，开文火慢慢炖煮至烂，然后滤渣取汁，即可服用。

保健功效：理肠胃，解酒毒。适用于饮酒过多而引起的胸膈痞闷，饮食不快等不适感。

生活常见的解酒小方子

1. 藿香正气胶囊

当人体由于饮用过多冰镇啤酒而感觉胃脘胀痛，烦躁不适时，可以服用几粒藿香正气胶囊，缓解效果明显。

2. 大山楂丸

当食用过多酒肉而造成食积不畅，胃脘不适时，可以服用大山楂丸两颗，可预防由于进食酒肉过多而引起的脂肪肝，也可迅速改善消化不良症状。

3. 生白萝卜

生萝卜的解酒功效是最强的，在紧急情况下可以榨点白萝卜汁。一般热性体质的人在喝白酒时，可以适当吃些西瓜、莲藕、梨等清凉败火之品，但体质虚寒者忌服。

小果汁缓解酒后不适

1. 酒后头痛

蜂蜜水。酒醉严重者可以适当喝点蜂蜜水，不仅可以有效减轻酒后头痛的症状，还能促进睡眠，促使人体快速入眠，并且第二天起床后也不会头痛。

2. 酒后头晕

西红柿汁。西红柿汁中含有大量的果糖，这种物质能够有效促进酒精分解。研究证实，喝西红柿汁比生吃西红柿的解酒效果好。

3. 酒后反胃、恶心

新鲜葡萄汁。新鲜葡萄汁中含有大量的酒石酸，这种物质对于降低人体内的乙醇浓度很有效果，从而达到解酒的目的。同时，葡萄汁味道酸甜，对于酒后反胃、恶心的情况也有很大的缓解作用。

4. 酒后口气

柚子。李时珍在《本草纲目》中就有过柚子能解酒的相关记载。实践证明，将柚子的果肉切丁后，蘸取少量白糖食用，对于消除口腔中的酒气有奇效。

5. 酒后胃肠不适、颜面发红

芹菜汁。酒醉的第二天，即使酒醒了，胃肠也会感觉非常不适，此时，如果能喝些芹菜汁，这些不适症状就能够快速得到缓解。此外，芹菜汁对于酒后面色发红泛潮也有不错的改善作用。

6. 酒后烦躁

酸奶。酸奶含有丰富的钙质，能够帮助胃肠黏膜延缓对酒精的吸收，从而起到良好的保护作用，对缓解酒后烦躁症状尤其有效。

常见中药解酒

1. 葛花

葛花又名葛条花，是葛藤的花，最初见于《名医别录》中。因其性凉味甘，入脾、胃二经，具有解酒止渴的功效。一般情况下，由于饮酒过多而导致酒醉，取本品 15 克左右，置于锅中煎煮片刻，滤渣取汁，即可服用。用本品预防酒醉，可煎汤作代茶饮。如果由于酒醉太过而产生呕吐痰逆、头痛心烦、胸膈痞塞、小便不利等不适感时，可以采用下面的葛花解酒汤，引自《兰室秘藏》。

原料：木香 3 克，人参、猪苓、茯苓、橘皮各 9 克，白术、干姜、神曲、泽泻各 12 克，青皮 18 克，砂仁、白豆蔻、葛花各 30 克。

做法：将上述所有材料置于水中，浸泡片刻后，倒入锅中，加水适量，开文火煎煮至沸，约20分钟后，滤渣取汁，即可服用。以上是两份的量，可以分出一半，分成两次煎煮。

保健功效：解酒醒神。

2. 高良姜

高良姜又叫风姜、良姜，最初记载于《名医别录》中。高良姜味辛性温，入脾、胃二经，具有散寒止痛，温中止呕的功效。在《大明本草》一书中有"治转筋泻痢、反胃呕食，解酒毒，消宿食"的记载。人体饮酒过度，身寒呕逆，可以取高良姜10～15克，置于锅中浸泡片刻后，开文火慢慢炖煮至烂，然后滤渣取汁，即可服用。如果体内寒气极盛，可以适当添加法半夏、生姜、香附等一同煎煮。

3. 乌梅

乌梅又叫酸梅、干枝梅，对其的最初记载见于《神农本草经》。其性温味酸、涩、平，入肝、脾、肺、大肠经。具有敛肺、涩肠、生津、安蛔的功效，能够缓解肺虚久咳、消渴、蛔厥、便血、崩漏等症状。因乌梅味道酸甜，能化生津液，因此可用于酒热烦渴之症。研究发现，乌梅还具有抗过敏的功效，对于饮酒引起的过敏现象，如荨麻疹等，尤为适宜。乌梅可以单用，每次取30克左右，置于锅中，加水适量，煎煮服用，也可以搭配生地、麦冬、葛根、花粉等一同煎煮食用。

4. 茶叶

茶叶的醒酒功效最初记载于《本草图经》中。茶叶性凉味苦甘，入心、肺、胃经，具有清心醒目、除烦解渴、促进消化、利尿解毒的作用，对于常见的头痛、眼花、昏沉嗜睡、心烦口渴、痢疾等症状具有明显的改善效果。茶叶有多个品种，用于醒酒时，可随意选用，也可搭配菊花、金银花等一同冲泡服用。另外，茶叶中含有大量茶碱，不仅可以利尿、抗过敏、解除支气管痉挛及胆管平滑肌痉挛，而且对于饮酒所致的过敏症，如荨麻疹，也有相当不错的改善效果。

5. 桑葚

桑葚又叫桑果、桑枣、桑葚子等，最初记载见于《新修本草》。桑葚性寒味甘，入心、肝、肾经，具有滋阴补血、润肠通便，以及解酒的功效。《本草纲目》中记载，用桑葚解酒时，可取新鲜桑葚150克，将其捣烂成汁饮用。另外，桑葚还可用于治疗眩晕、失眠等症。

6. 白豆蔻

白豆蔻又叫白蔻、豆蔻，最初记载见于《本草拾遗》。白豆蔻性温，味辛，入脾、胃经，具有化湿行气、温中止呕的功效。对于生活中常见的湿阻气滞、胸闷腹胀、胃寒腹痛、宿食不消、呕吐等症状具有良好的改善作用。《本草纲目》中有关于用白豆蔻解酒毒的记载，取白豆蔻5克左右，在清水中浸泡片刻，置于火上稍微煎煮即可，不宜久煎，可有效缓解酒醉之后的呕吐症状，另外，也可与砂仁、厚朴、陈皮等搭配服用。

7. 白茅根

白茅根又叫茅根、茅草根等，最初见于《神农本草经》。白茅根性寒味甘，入肺、胃、膀胱经，具有凉血止血、清热利尿的功效。《本草纲目》一书中有白茅根能够止吐及解酒毒的记载。对于生活中常见的热病烦渴、胃热呕逆、肺热咳嗽、吐血、黄疸等症都有良好的缓解功效。如果是酒醉现象，则可以取白茅根 30 克左右，置于清水中浸泡片刻后，置于火上煎煮服用，寒热体质都适用。如果是鲜茅根，则用量要适当增加。如果因为饮酒太过，伤及肠胃脉络而致胃出血，可搭配仙鹤草、地榆、蒲黄等一同煎煮服用，当然也可以单用。鲜白茅根的功效最为突出。

中年男性离不开的两种中药

男人四十，更要注意调养和保养，平常生活中不妨服用一些有解毒功效的葛根。《本草纲目》中记载，葛根性凉、气平、味甘，具清热、降火、排毒的功效。也可以服用些白芍，其具有疏肝解郁的作用，对于经常饮酒的男性来说大有裨益，可使气血调和，阳气外达。

葛根

葛根不仅含有大量的黄酮类化合物，还含有蛋白质、氨基酸、糖、和人体必需的铁、钙、铜、硒等矿物质，是老少皆宜的滋补品，有着"千年人参"的美誉。早在汉代张仲景的《伤寒论》中就有关于"葛根汤"这一著名方剂的说明与解释，到现在仍然是非常重要的解表方。《本草正义》中提到葛根"最能开发脾胃清阳之气"。

葛根味甘微辛，气清香，性凉，主入脾胃经，具有发汗解肌，解热生津的功效，主要用于治疗脾虚泄泻、外感发热、头痛颈强、酒毒、胸痹心痛等症状。经常食用葛根粉不仅能调节人体功能，增强体质，提高人体免疫力，保持青春，延年益寿，现代医学研究证明，葛根中的黄酮具有防癌抗癌的功效。

1. 葛根汤

原料：葛根 6 克，升麻、秦艽、荆芥、赤芍各 3 克，苏叶、白芷各 2.4 克，甘草 1.5 克，生姜 2 片。

做法：将上述所有材料置于锅中，加清水适量，浸泡片刻，然后置于火上，开武火蒸煮至沸后，转为文火慢慢炖煮约 20 分钟，滤渣取汁，即可服用。

保健功效：发汗解肌。主要治疗阳明经病，包括目痛、鼻干、唇焦等不适感。

2. 葛根散

原料：甘草、干葛花、葛根、缩砂仁、贯众各等量。

做法：将上述所有材料混在一起，研成粗末。每次服用之前取 15 克左右，置于锅中，加水适量煎煮，先开武火蒸煮至沸后转为文火慢慢熬制，然后滤渣取汁，即可服用。

保健功效：对于常见的饮酒过度以及酒毒内蕴具有很好的缓解功效。

3. 升麻葛根汤

原料：升麻、芍药、甘草各 7.5 克，干葛根 9 克，生姜 3 片。

做法：将上述所有材料置于清水中浸泡片刻，然后放在火上，开武火蒸煮至沸后，转为文火慢慢熬制至汁液少量时，滤渣取汁，即可服用。此饮不拘时，可频饮。

保健功效：对于时气瘟疫导致的头痛发热、疮疹等都有良好的预防和缓解作用。

4. 葛根羹

原料：葛粉 10 克，葡萄干 10 枚。

做法：将葛粉、葡萄干放入碗中，加少量清水搅拌均匀，然后用沸水冲泡，一边冲一边搅拌，调匀即可。

保健功效：清食开胃，通利肠胃。

5. 葛根煲银鱼

原料：葛根 25 克，小银鱼、豆腐各 50 克，盐少许。

做法：先将葛根、小银鱼清洗干净，豆腐切小块备用。将锅置于火上，加清水适量，开武火蒸煮至沸，然后添入备用的葛根、小银鱼、豆腐，先用武火蒸煮再改用文火煲 30 分钟，加盐调味即成。

保健功效：健脾补虚，保健养生。

6. 葛根小排汤

原料：葛根 100 克，山药 50 克，猪小排 250 克，盐适量。

做法：先将猪小排洗净，然后过沸水焯一下，去掉血水和油浮。将锅洗净后重新放入清水，置于火上，将所有材料放入一同煎煮，先开武火蒸煮至沸后，转为文火煲 1 小时左右，加入少许盐调味即成。

保健功效：健脾祛湿，消肿解酒。

7. 葛根玫瑰茶

原料：葛根 5 克，玫瑰花 2 克，红茶 1 克。

做法：将上述所有材料放入杯中，用 300 毫升沸水冲泡，然后加盖焖约 5 分钟左右，即可开盖饮用。

保健功效：清热降火，改善血液循环。

8. 山药葛根粥

原料：山药 20 克，葛根 30 克，大米 100 克。

做法：先把山药置于清水中浸泡一夜，然后切成大小适宜的片状；葛根用水润透后切成薄片；大米淘洗干净。然后将大米、葛根、山药一同放入砂锅中，加水适量，开武火蒸煮至沸后转为文火慢慢炖煮半个小时，即可食用。

保健功效：健脾润肺，生津止渴。

9. 葛根山楂炖牛肉

原料：葛根 100 克，山楂 5 克，白萝卜 200 克，牛肉 100 克，料酒、盐、姜各适量。

做法：先将葛根洗净后切片；山楂洗净后切片；牛肉洗净后切成大小适宜的块状；白萝卜洗净后切成 3 厘米见方的块状；姜拍烂。然后把备用的葛根、山楂、牛肉、白萝卜以及料酒、盐等一同放入炖锅内，加水 800 毫升，开武火蒸煮至沸后转为文火慢慢炖煮约 1 个小时即成。

保健功效：养脾胃，清肺热。

白芍

白芍又称白芍花，在我国的用药历史悠久，为毛茛科多年生草本植物芍药的根。一般用于缓解血虚引起的头昏乏力、心悸失眠、肝脉失养、肢体痉挛、关节僵硬等不适感。白芍根肥大，外形呈圆柱或略呈纺锤形，其根可入药，同时白芍也可制茶。

白芍有抗血栓和抗血小板聚集的作用，从而扩张冠状动脉、降低血压，保护心血管系统。白芍对于服用药物不当造成的肝脏损伤也具有明显的保护作用。白芍还能缓解各种常见的内脏痉挛与人体多个部位的疼痛感。

1. 绿茶白芍茶

原料：白芍 10 克，绿茶 3 克。

做法：将二者置于杯中，加沸水 300 毫升冲泡，加盖焖约 2 分钟后，即可饮用，可反复冲饮至味淡。

保健功效：此茶具有养血柔肝、缓中止痛、敛阴收汗、抗菌的功效。对于常见的阴虚发热、胸胁疼痛、泻痢腹痛等都有良好的缓解功效。

2. 玫瑰白芍茶

原料：玫瑰花、白芍各 3 克。

做法：将二者置于杯中，加沸水 300 毫升冲泡，然后加盖焖约 3 分钟后，即可饮用。

保健功效：玫瑰白芍茶适用于常见的胸闷、烦躁症状。其中的玫瑰花可行气活血、理肝气、解郁，白芍则具有平肝养阴、益气除烦的功效。经常饮用玫瑰白芍茶，能够有效调理肝气、解热降火。

3. 四物汤

原料：熟地、当归各 15 克，白芍 10 克，川芎 8 克。

做法：把上述所有材料置于锅中，加清水浸泡片刻后开武火蒸煮，至汤液沸腾后转为文火慢慢熬制，滤渣取汁，即可服用。

保健功效：补血和血，主要治疗各种血虚之证，如心悸失眠、头晕目眩、面色无华，或是舌质淡白、脉细弦或细涩。本方中的熟地具有滋阴养血、填精补髓的功效；白芍则可以补血敛阴；当归能够补血活血；

川芎具有活血行气、开郁解烦的作用。四物相配，补中有通，滋阴不腻，温而不燥，阴阳调和，使营血恢复。

4. 白芍枸杞粥

原料：白芍、白糖各 15 克，枸杞 10 克，粳米 150 克。

做法：先将白芍研成细粉，枸杞、粳米分别洗净。然后将白芍粉、枸杞、粳米一同放入锅中，加水 500 毫升，置于火上开武火蒸煮至沸，然后转用文火煮 30 分钟，出锅前调入白糖，搅拌均匀，即可食用。

保健功效：养血敛阴，平抑肝阳，柔肝止痛。适用于肝气不和、行经腹痛、头晕目眩、痛风等症。

5. 甘草白芍汤

原料：白芍（醋炒）50 克，甘草 9 克。

做法：将二者置于砂锅中，加清水适量，开武火蒸煮至沸后转为文火慢熬，然后滤渣取汁，即可饮用。

保健功效：此汤中的醋炒白芍具有滋阴敛肝的功效；甘草味甘，健脾和中。

6. 丹参白芍茶

原料：丹参 5 克，白芍、白芷、花茶各 3 克。

做法：先将前三味药置于锅中，加清水适量，开武火蒸煮至沸后，转为文火，慢慢熬制，然后滤渣取汁，用此汤汁冲泡花茶，加盖焖约 3 分钟后，即可开盖饮用。可反复冲饮至味淡。

保健功效：活血消肿止痛。

7. 桑葚白芍茶

原料：鲜桑葚 30 克，白芍、绿茶各 3 克。

做法：先将前两味药材放入锅中，加清水适量，开武火蒸煮至沸后，转为文火慢慢熬制，然后滤渣取汁，用此汁液冲泡绿茶，加盖焖约3分钟后，即可开盖饮用。

保健功效：养阴柔肝、生津润燥。

8. 桂枝白芍解肌茶

原料：桂枝、白芍、生姜各3克，甘草2克，大枣1颗。

做法：将上述所有材料置于锅中，加清水适量，浸泡片刻后，开武火蒸煮至沸，后转为文火慢慢熬制，滤渣取汁，即可服用。

保健功效：辛凉解表。

9. 山楂白芍茶

原料：山楂干10克，白芍8克，冰糖5克。

做法：先用温水清洗干净山楂、白芍上的灰尘，然后将上述所有材料置于锅中，加清水适量，开武火蒸煮至沸后转为文火慢慢熬制，滤渣取汁，即可服用。另外，山楂和冰糖的用量可随个人口感适当添加，如不喜欢味道太过甜腻，可减少冰糖的用量。

保健功效：有效缓解高血压、高血脂。

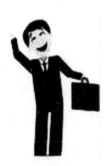

PART SIX 第六章

生活细节，你的健康小帮手

颈椎病

颈椎病是困扰广大上班族的一个问题。脖子酸痛是颈椎病吗？总是落枕是不是颈椎病的前兆？我们经常认为自己生病了，可是去了医院医生又说没什么病。其实，之所以出现这种情况，主要是因为大家对疾病的具体症状不太了解，从而出现了没病乱投医的情况。下面就为大家提供一些颈椎病的自我检测方法，看看你自己是否已经患上了颈椎病。

自测是否患有颈椎病

1. 试题自测法

以下每题答案为"是"则得 10 分，"不是"为 0 分。

（1）是否经常感觉到手脚酸麻？醒来后感觉侧卧的地方麻木明显？

（2）是否头、颈、肩部位经常出现疼痛、牵扯、麻木等异样感觉，同时还伴有相应的压痛点？

（3）是否经常出现头晕眼花、头痛昏沉等不适感？

（4）是否存在心律不正常或者心前区疼痛的症状？

（5）是否总觉得下肢无力、步履不稳或颤抖？

（6）是否经常出现耳鸣现象？

（7）是否总感觉恶心、想吐，有时候会出现多汗的情况而有时却无汗，并呼吸节律不匀？

（8）是否出现过上肢肌力突然减退或是持物落地的情况？

（9）是否有过猝倒（在行走中突然扭头时感觉肌力减退，或是双腿突然无力，坐倒在地，而神志清醒后能够站起继续原来的活动。）病史？

（10）是否出现过排尿障碍以及胃肠功能紊乱的症状？

总得分0分，说明无颈椎病。10~30分，患颈椎病的可能性不大，有可能是身体其他组织的疾病。40~70分，可能患有颈椎病。80~100分，基本确定患有颈椎病，应及时就诊和治疗。

2. 十秒手指屈伸实验

手握拳，然后完全伸开，打开秒表计算，十秒钟之内做二十次以上是正常的。

3. 症状表现检测法

（1）当肢体的某一部分经常出现像触电一样的放射痛时，就表明患有神经根型颈椎病。如果同时再伴有头晕、恶心、视物旋转等症状，那么往往是神经根型颈椎病与椎动脉型颈椎病并生。

（2）出现手指麻木，尤其是两边手指都开始呈现麻木时，不一定就是颈椎病又加重了，有可能是脊髓的重要结构受到了压迫。

（3）沿直线走路时，如果两只脚不能保持在一条直线上，说明患有脊椎型颈椎病。

如何预防颈椎病

1. 保持正确的坐姿

在生活或工作中，要想预防颈椎病的发生，最好是要保持良好的坐姿，颈肩部尽量放松，保持最舒适自然的姿势。久坐族或是伏案工作者，应该时不时站起来走动一下，活动活动颈肩部，从而改善颈肩部肌肉的紧张状态。

2. 适当运动颈部肌肉

（1）仰头观天。身体呈直立体位，两臂自然下垂，两脚与肩同宽，头部慢慢抬起仰望天空，仰视角要尽可能达到最大限度，注意力集中，眼睛盯住一个物体，保持这种姿势 15 秒钟左右即可。

（2）按摩颈部。身体保持直立或正坐姿势，然后用双手拇指轻轻按揉颈部后侧，先按中间部位，再按两侧肌肉，自上而下，自下而上，反复按揉与推拉 15 次左右即可。

（3）摇头晃脑。头部按照前、后、左、右的顺序进行摇晃。摇晃一周后再向相反方向摇动。左、右各做 10 次。

3. 局部功能锻炼

颈椎问题之所以复杂，主要就在于其症状反复发作。要想保证颈椎的持续健康，改善颈部肌肉的抗压性和韧性才是着力点。因此，在生活中，我们有必要进行一些有利于增进颈肩部局部功能的锻炼，如"颈椎操""颈椎瑜伽"等。

4. 多运动

在颈椎病的一般性治疗方法中，医生更多强调的是物理治疗。物理治疗，通俗点说就是运动。颈椎的局部功能锻炼属于物理治疗法的范畴。另外，人体每个部位都是息息相关的，没有脱离整体的局部健康，因此，全身运动，对于康复与治疗颈椎病是很有效果的。而对于颈椎病患者来说，打羽毛球、游泳等项目，不仅可以锻炼身体，还对颈椎病具有针对性的改善作用。

5. 保持良好的睡姿

睡觉的姿势对颈椎病也有很大的影响。颈椎病患者最好不要趴着睡，枕头不宜过高、过硬或过低。枕头中央应略凹进，颈部充分接触枕头并保持略后仰的姿势，不要悬空。习惯侧卧的人群，应使枕头与肩同高。睡觉之前不要躺着看书或长时间盯着手机看，更不要将头颈部直接吹冷风，以免引起风湿。

6. 避免寒邪侵袭

颈椎受寒会直接导致肌肉张力增高，从而失去弹性，易被损伤。另外，肌肉张力增高会增加椎间盘压力，或是压缩椎间隙而恶化神经根压迫症状。除此之外，受寒还有可能导致神经根周围的炎症加重。所以，晚上睡觉避免直接开窗户对吹颈部或是长期将颈部外露于低温环境中。

7. 注意饮食

喝茶有益脊椎健康，同时多喝牛奶有利于身体对钙质的吸收，从而有效预防脊椎病，同时避免过度饮酒，多吃蛋白质和维生素含量高的食物，保持身体健康。

阳痿多半是心理问题

男性阳痿并不少见，这不仅给男性朋友带来了"难以言说的尴尬"，也给夫妻生活带来了诸多烦恼。专家表示，阳痿多数时候是心理问题，而非生理疾病。

预防阳痿的心理误区

阳痿常常让男性无法自信，甚至会觉得生活变得暗淡无光。其实阳痿并不是不治之症，根据阳痿的不同程度进行针对性处理，做到对症下药，就有可能治愈。但是在临床防治和保健中，很多男性对于阳痿都有认识误区，导致预防没效果，治疗更变得难上加难。下面我们就先来看看几个关于阳痿的常见误区。

1. 硬度不够就是阳痿的表现

临床中相当一部分男性并非阳痿，只是由于硬度不够，便四处求治，这样往往会适得其反，伤害了正常的性功能。专家表示，硬度不够与多种因素有关，如性强度、性频率、精神状况、前列腺疾病等，不一定是阳痿。如果简单断定病因，并按照阳痿的方式进行治疗，不但不能从根本上解决问题，甚至还会损伤男性正常的性功能。

2. 不勃起就是阳痿的表现

暂时性的不勃起或是偶尔出现的不勃起情况，多和心理因素、环境因素有关的。因为是偶然性、暂时性的，所以通过适度调节是可以恢复到正常状态的，切不能随意按照阳痿的来治疗，否则很有可能因为误治而导致真性阳痿。

3. 临床治疗不分型、不对因

对于确定是阳痿症状的，在实际治疗中需要根据不同的类型实施有针对性的治疗，只有这样才能确保有效。但是在临床中大部分医院对于阳痿的治疗很难分型或对症，这不仅不能从根本上治疗阳痿，恢复性功能，反而有可能使阳痿的整体治疗陷入困境，从而延误最佳的治疗时机。所以说，大部分的治疗是只治标，无法治本。

4. 重视泌尿生殖系统的疾病

性功能障碍类疾病多数是渐进性疾病，而且与泌尿生殖系统的疾病有着直接的关系，常见的诸如前列腺炎、尿道炎、包皮、包茎、白皮龟头炎等。出现这些症状时应该及时治疗，以免最后影响到性功能，导致早泄、阳痿发生。

治疗阳痿的心理疗法

导致阳痿的原因有很多，而心理障碍或许是导致阳痿的一个很大原因。在临床治疗上，医师采取适当的心理疏导是非常必要也是非常重要的。心理问题，抑或是夫妻问题长期困扰男性，就很有可能出现阳痿的情况。那么，治疗心理障碍性的阳痿有哪些方法呢，下面就与大家分享一二。

1. 分析治疗

经典的心理分析理论认为男性性功能障碍起源于人格发展的冲突，心理分析学家尝试通过"自由联想""梦境分析"等技术把患者潜意识中的冲突、动机以及幻想等引导到意识领域加以抒发，从而促使性欲冲动被患者自我接受，而在现实生活中找到合适的途径来满足。如此性功能就能恢复正常。

2. 催眠疗法

催眠疗法比较适合于阳痿引起的焦虑症状。也就是说，成功地催眠可使患者获得对焦虑症状一定的控制能力，从而加快性能力的恢复。另外，也可利用催眠使患者无条件接受条件的有利性，促使患者改变对性的原有态度，从而缓解错误的性观念所引起的焦虑症状。

3. 行为治疗

行为治疗的理论认为，性行为与人体后天的其他行为相类似，并非是天生就会的，而是在后天的环境中逐渐习得的。性功能障碍就是错误的学习结果，因而也可以通过再学习来纠正，主要是通过建立新的条件学习模式来取代非适应性行为。

4. 夫妻共同疗法

夫妻共同疗法能卓有成效地贯彻医生的意图，就改善性功能障碍而言，这不失为一个有效的选择，但是其所遇到的最大问题就在于法律和道德问题。此外，这种方法对解决患者自身的性功能障碍有一定的疗效，但对夫妻之间的性问题却是无效的。

对于心理障碍导致的阳痿，男性患者一定要注意，光靠外界的药物缓解往往是不行的，心理上必要的疏导，是非常关键的，不要羞于开口，如果因此而耽误了治疗的时机，很有可能会引发其他后续的疾病。阳痿如果能够得到及时的治疗，一般情况下，效果是非常明显的。

改善男性阳痿的几种食物

1. 木瓜

原料：木瓜 250 克，米酒 1000 克。

做法：木瓜洗净后切片，然后置于米酒中浸泡，约两周后开启饮用，每次 15 毫升，每日 2 次，连服 2 周。

保健功效：能够治疗肾虚阳举不坚和早泄。

2. 荔枝

原料：荔枝核 15～20 粒。

做法：将荔枝核置于搅拌机中搅拌，打碎后取出，置于锅中，加水适量，开武火蒸煮至沸后转为文火慢慢蒸煮，然后滤渣取汁，即可饮用。

保健功效：对睾丸肿痛有奇效。

3. 莲子

原料：新鲜莲子（带莲心）10 克。

做法：将新鲜莲子洗净后置于饭面上蒸熟，然后咀嚼食用，每日 2 次，连续食用 2 天以上。也可取新鲜莲子 15 克，置于锅中，加水适量，开火煎煮，然后滤渣取汁，即可服用。

保健功效：有效改善梦遗过多。

4. 葡萄

原料：新鲜葡萄 250 克。

做法：新鲜葡萄洗净，去皮去籽，置于搅拌机中搅拌，取出后置于杯中，加温开水 250 毫升，搅拌均匀，即可服用。每日 2 次，连服 15 天。

保健功效：可治疗前列腺炎以及小便短赤、涩痛。

5. 猕猴桃

原料：新鲜猕猴桃 50 克。

做法：将新鲜猕猴桃洗净后去皮，然后置于搅拌机中搅拌至烂，取出后倒入温开水约 250 毫升，搅拌均匀，即可服用。

保健功效：能缓解前列腺炎及小便涩痛等不适感。

6. 芒果

原料：芒果核 10 克。

做法：将芒果核置于搅拌机中搅拌，打烂后取出，置于锅中，加水适量，开武火蒸煮至沸后转为文火慢慢熬制，然后滤渣取汁，即可服用。每天服用 2 次，持续 15 天以上。

保健功效：对睾丸炎和睾丸肿痛等症状具有很好的改善作用。

7. 白果

原料：白果 10 枚。

做法：将白果置于锅中干炒至熟，然后取出后稍事冷却，置于瓶中密封保存，每日食用，一日 2 次，坚持 15 天左右。

保健功效：对于男性遗精、阳痿有很好的缓解作用。

8. 红枣

红枣营养丰富，具有益血壮神的作用，经常食用不仅可以起到补血的功效，对男性常见的早泄和阳痿也有很好的食疗效果。

9. 核桃

核桃一直被认为是补肾佳品，每日适量食用 2 ~ 4 个，不仅可以健肾补血，延缓衰老，还对常见的肾结石、尿路结石、阳痿等都有辅助治疗的功效。

小贴士

男性常搓三部位可补肾健脑

现代男性在生活与工作的压力之下，常常不堪重负。尤其是随着年龄的增长，身体各项组织功能出现衰退，再加上平时少不了的应酬交际，身体很容易出现不适症状。养生专家建议，男性经常揉按三个部位，可利于身体健康。

1. 搓面部

人体在疲劳时适当揉搓面部，不仅可以使面部神经得到有效舒展，而且会感觉神清气爽。搓脸最大的好处就在于防止多种面神经炎，以及相伴随的视力减退等症状，同时还可有效预防感冒。

在搓脸时，力度要稍重，不过还是要以自己的感觉而定。搓脸的速度保持在每秒 1 次为宜。每日搓脸 3 ~ 5 次，并且每次不少于 5 分钟，直到脸部肌肤产生微热感或是泛红为止。干性皮肤的人在搓脸时要注意手法不要太重，速度也不宜过快，以免搓伤皮肤。

2. 搓腰眼穴

腰眼位于人体第三腰椎棘突下旁开 3.5 寸的凹陷处。中医学认为，腰眼居人体带脉之上，是肾脏所在之处。肾喜温恶寒，因此，经常揉按腰眼穴能够起到温煦肾阳、畅达气血的作用。生活中可以用手掌搓尾闾，同样可以达到疏通带脉和强壮腰脊的作用，日积月累，能够固精益肾、延年益寿。

在按摩腰眼穴时，先将两手对搓至发热，然后紧按腰眼处，停留片刻后，用力向下搓尾闾部位。每天早晚各一次，每次50～100遍。双手揉搓完穴位后可以轻轻握拳，用拳眼或拳背旋转按摩腰眼处，力度不宜过大，每次持续5分钟左右即可。

3. 搓脚心

人体在脚部的反射区很多，经常揉按脚心能够补脑益肾、益智安神、活血通络。除此之外，搓脚心对于生活中常见的健忘失眠、消化不良、食欲不振、腹胀便秘等肝、脾脏器的不适都有良好的改善功效。

搓脚有干搓和湿搓两种。干搓脚心时左手要握住左脚背前部，然后用右手沿脚心上下搓100次左右直至脚心发热即可，之后换左手揉搓右脚脚心。左右交替进行，手法同前。揉搓的力度以自己感到舒适为宜，不宜用力过大。湿搓则是先把双脚置于温水盆中，泡至脚部皮肤发红，然后擦干，再用干搓的方法进行。

男性护肤有道

在现代职场中，男人的形象和气质起着相当重要的作用。而男性美容也是有一定技巧的，拥有年轻肌肤，走出去也更有自信，那么男性护肤与保养应该注意哪些方面呢？

常见的男性护肤误区

男性肌肤和女性肌肤不同，男性的皮脂腺和汗腺都比女性大，皮肤酸度也比女性高，因而分泌的皮脂和汗液也较多，脸上和身上的毛发也显得浓粗，所以男人就该有男人的护肤方式。下面为大家列举一些常见的男性护肤误区。

1. 每天用香皂洁面

香皂并不是洁面的良好选择，因为香皂大多碱性较强，经常使用会影响皮肤的酸碱平衡。而当肌肤感到干燥或紧绷时，皮脂腺就会分泌大量的油脂，从而导致面部出油情况更严重。

2. 早上直接用清水洗脸

皮肤在一整夜的新陈代谢后，并没有像我们看到的那么干净。因此，在早上起床后，应当正常使用洁面乳洗脸，在彻底清洁面部污垢的同时，也给予肌肤一天最初的保护，镇定舒适，防止各种肌肤问题的产生。

3. 暗疮可以自生自灭或是可以用手挤掉

面部暗疮多是因为灰尘、死皮等堆积于毛孔，导致皮脂无法正常排出，滞留于表层被细菌感染而形成的。如果用手挤痘痘或是粉刺，就会使暗疮越藏越深，严重者甚至会留下凹凸不平的疤痕。当然，听之任之也不是良好的处理方法，在日常洁面时，可以使用磨砂膏进行基本护理。

4. 护肤品节约使用

护肤品使用不当不但起不到护肤效果，甚至还可能促使皮肤变得粗糙，或是产生色素沉着的现象。因此，在日常洁面中或是使用保养品时，首先要尽可能将双手洗干净，然后再进行洗护过程，以免细菌感染；若取出的洁面乳或护肤品没有用完，谨记不要再放回瓶内，以免造成污染。护肤品使用后最好把留在瓶口处的残渍用纸巾擦拭干净。

5. 饮食起居与美容无关

如果没有养成良好的饮食习惯，经常食用一些油腻、辛辣的刺激食物，甚至还有抽烟的习惯，那么面部的肌肤看上去一定不是光滑嫩白的。因此，日常生活中要养成良好的饮食习惯，多吃新鲜的蔬菜、水果，多喝水，多运动，这对于肌肤的改善是很有效果的。

6. 面部按摩的时间越久越好

面部按摩的持续时间要适度，过长、过短都达不到预期的效果，同时也需要根据具体的肤质以及肌肤年龄来定。通常情况下，中性皮肤的按摩时间为 10 分钟左右，干性皮肤的按摩时间一般为 15 分钟左右，而油性皮肤的按摩时间最好控制在 10 分钟之内，过敏性皮肤则不建议做面部按摩。

7. 女士使用的护肤品同样可以适用于男性

一般男士的肤质都偏向油性，同时缺水情况较为严重，而女性护肤品多为滋润型的。所以，一般的女性护肤品并不适合男性。男士应当选择比较清爽的男性护肤品。

8. 防晒只是女士关心的话题

很多男性认为，女性防晒是怕被晒黑，所以经常忽略这个问题。其实不然，紫外线对皮肤的杀伤力也一样会侵害男士的肌肤。所以防晒不分男女，为了让肌肤更健康，我们应该对防晒更加注重。

选好洁面乳很关键

男性面部的汗腺比女性发达，PH 酸碱度也比女性低。尤其是在夏季，气温每升高 1℃，男性肌肤的出油量就会提高 5% ~ 10%。一般的控油洁面品是远远不够的，所以，男性在夏季应该为自己准备一瓶专用的洁面品。

1. 能打出丰富、细腻的泡沫

洁面乳能打出丰富、细腻的泡沫，不仅可以有效清除皮肤中的污垢和毛孔中的黑头，还能抵抗干燥，为肌肤接下来的剃须过程做好充分的准备。

2. 不含酒精的泡沫啫喱

不含酒精的泡沫啫喱，会令剃须更加顺滑均匀。同时还可防止剃须时意外的损伤，尤其适合于敏感肌肤或是胡须较浓密的男性。

3. 抗痘很关键

选用一些抗痘效果良好的洁面乳，不仅可以彻底清洁皮肤表面的脱落细胞和各种杂质，去除多余油脂及细菌，还能调整皮肤 PH 酸碱度，促使油性皮肤恢复到平衡状态，从而使肌肤更加柔软、平滑。

男性基础护肤小窍门

男性经常在条件艰苦的环境下从事一些重体力劳动，很容易使肌肤被污染，从而变得发黑、粗糙。因此，男性更应该注重对皮肤的保养和护理。下面与大家分享一些男性护肤的小窍门。

1. 给肌肤一些按摩的时间

经常对肌肤按摩可使肌肤的衰老细胞及时脱落，促进表层肌肤的血液循环，改善肌肤的新陈代谢，同时还可利用汗液的分泌增加皮肤营养，从而提高皮肤深层细胞的活力，使皮肤看起来光泽有弹性。按摩的方法是：先在肌肤表层涂按摩膏，然后用手指顺着面部肌肤的纹理由下而上作圆圈状按摩，每天早、晚洗脸后进行，每次持续 10 分钟左右。按摩后，用清水冲洗干净并擦干，再涂上收缩水即可。

2. 随时随地，防晒防冻

经常在户外工作和活动的男性，夏天要注意防晒，冬天要注意防冻。夏天出门前要擦些防晒油、防晒霜之类的防护品，以免皮肤被晒伤。皮肤专家认为，防晒应从春季就开始，虽然春季并不像夏季那样炎热，却也是干燥多风，晴天多，云量少，紫外线照射非常强烈。因此，防晒用品一般在 4 月份左右就可以使用了。冬季出门则需要涂些润肤霜或防冻膏，以防面部冻伤或出现皲裂。另外，晚上临睡前也可以涂些滋润霜，滋养肌肤，使皮肤得到充分的营养而保持湿润有光泽。

3. 养成良好的剃须习惯

男士胡须的生长是比较快的，有的人胡须还很浓密，因此需要经常剃须、修面。剃须最好的时间是早晨，因为早上起床后，人体面部的表皮都处于放松状态，最有利于剃须。另外，要选择一些质量好、刺激性小的剃须膏以及温和的剃须水。先洗净面部，等到毛孔全部放松张开、胡须变软时，就可以开始剃须了。操作顺序一般是从鬓角、脸颊、脖子再到嘴唇周围及下巴。剃须后，先用温水洗脸，再用凉水冲一遍，以促进张开的毛孔收缩复原。随后，可以涂些滋润液霜，以镇静皮肤，减少不适。需要注意的一点是，平时切忌用手或镊子随意乱拔胡须，以免细菌入侵导致毛囊炎以及毛孔外翻等皮肤病，从而损伤皮肤。

4. 户外运动后及时清洁肌肤

男性户外活动较多，再加上油脂分泌旺盛，比女性更容易产生垃圾。因此，在运动后及时的清洁就显得尤为重要了。为了基本的皮肤健康，广大男士们应该要重视对自己的皮肤护理。

男性内裤如何选

内裤，是我们最贴身也最私密的"伙伴"，陪伴我们的时间也最长。但很多人并不知道关于内裤的健康学问。下面我们就来聊聊有关内裤的那些事。

内裤与身体健康的关系

1. 内裤要松紧适度，否则会引发很多疾病

泌尿科医师发现，不少男人阴茎变形，甚至出现不同程度的弯曲。究其原因，穿紧身内裤首当其中。在紧身内裤的束缚下，阴茎长时间遭受压迫，弯曲是必然的。

2. 内裤的颜色也要慎重对待

有人喜欢深颜色，而往往疏忽了颜色是通过染料染出来的这一事实。我们知道，染料大都是集多种化学物质于一体的大杂烩，多少含有一些毒性。而一些过白的内裤，也有可能因为过度漂白而潜藏一定隐患，从而增加过敏的风险。

3. 内裤的面料很重要

一位医学博士历经多年研究发现，化纤类内裤可能会引起男性少精，为生育蒙上阴影。聚酯内裤有暂时性抑制精子生成的作用，会提高睾丸的温度，降低血浆激素水平，从而诱发少精证。不注意选择内裤的面料，可能使你丧失做爸爸的权利。内裤的问题，并非只有未婚男性需要重视，对于那些已经成为父亲的男人，聚酯类化纤面料会在阴茎组织内产生静电场，从而削弱男人的性功能，增加性冷淡的风险。

那么，纯棉内裤是否完全是安全的？也不尽然。如果人体偏胖汗多，尤其是长期驾车，纯棉内裤很有可能将湿疹、痱子等皮肤病招上身。因为纯棉虽然吸汗，但不易干，容易滋生细菌，除了给人一种湿漉漉的不适感外，还有可能会造成会阴部红肿、瘙痒等，成为你的难言之隐。

男性挑选内裤的 6 个健康学问

1. 纯棉透气材质最佳

内裤贴身的皮肤处是男性最"娇嫩"的地方，如果内裤材质不对，不仅会增加摩擦感，还会导致皮肤发红甚至产生刺痛感，从而加重男性常见的皮肤病——股癣。

专家提醒，阴囊内比腹腔温度低 $1^{\circ}C \sim 2^{\circ}C$，对精子来说是比较适宜的温度。因此，好的男性内裤必须同时具备吸水性和透气性，否则容易"捂"出问题，导致男性温暖多汗的睾丸附近滋生细菌。专家建议，男性衣柜中的丝质、莱卡、尼龙、化纤等材质的内裤可以用纯棉内裤取而代之。

2. 选择适合自己的内裤

不少男性时常会有睾丸隐痛的感觉，虽然诱因不只一个，但内裤太紧却是其中非常重要的一点。因为睾丸是个害怕压力的器官，内裤紧紧贴着，会增加两腿之间的摩擦，睾丸受到挤压和高温会影响男性的生育能力。所以，男士选择宽松舒适的内裤还是非常重要的。

同时，专家强调，内裤并不是说越松越好。内裤太松则没有足够的支撑力，也不利于睾丸的健康。内裤的松紧度通常是建立在自己身体的感受基础之上。一般来说，尺寸适宜的内裤不会在私处起褶皱，同时又没有紧贴身体。

3. 四角内裤更护精子

四角内裤就是我们常说的平角内裤。英国某大学的科学家发现，穿紧身内裤的男性其精子浓度低于穿四角内裤的男性。因为四角内裤能为睾丸提供相对适宜的温度，从而保证精子质量。而且，四角内裤适合在各种场合穿着，尤其是四角紧身内裤，它能让男性的私处得到足够的支撑力，而且又适合进行各种体育锻炼。但晚上睡觉时，就需要换上宽松的四角内裤，增加透气性。

四角内裤的种类繁多，除了要求大小合适外，选择收口长度以略低于裆部一两寸的内裤较为适宜。尤其是有"造人"计划的男士，四角内裤更是首选。

4. 颜色最好别挑黑的

《每日邮报》指出，黑色内裤对男性健康的风险相对较高，因为橡胶促进剂通常被用在质量较差、价格便宜的内裤染料中，尤其是黑色的内裤使用橡胶促进剂可能性更大，从而更容易造成肌肤接触性过敏，浅色内裤则相对好一些。其实，不管什么颜色的内裤，都建议选购信誉良好的品牌，新买的内裤在穿之前最好先清洗一遍，以减少化学成分对皮肤的伤害。

5. 每天换洗防细菌

科学研究显示，一条脏内裤上平均含有0.1克粪便，其中包括大肠杆菌、沙门氏菌等细菌，而且这些细菌很难通过正常的清洗过程清除，所以，每天换洗内裤是十分重要而必要的。

但英国一项调查发现，大约有1/5的男性做不到每天换洗内裤，这样不仅会加重皮肤的瘙痒程度，也更容易引起细菌及真菌的感染。所以，内裤最好每天都换洗。清洗内裤时，最好用肥皂手洗，同时不要与袜子或其他衣物一起洗。

6. 偶尔不穿给阴囊"放个假"

大部分男性一天24小时都穿着内裤，其实适当地脱下内裤也是一种健康的行为。专家建议，晚上回到家后，男性可以脱下内裤，换上宽松舒适的棉质衣服，这样不仅能保证皮肤的干燥和舒适，还能减少出汗的机会，改善阴囊"温暖多汗"的不利环境，保持睾丸的干燥凉爽。晚上裸睡也不失为一个好办法。

男性应当至少有10条内裤

美国一家男性咨询网站的专家为广大男士提供了一些选择和穿着内裤方面的指导意见：

1. 内裤应及时更新换代

一项统计数字显示，男性更换内裤的频率是每 8 年 1 次，不论这个数字是否准确，一旦内裤出现了小洞、小裂缝和细微磨损、发黄发旧，或者散发异味，就要立即把它扔掉，最久半年更换一次。

2. 男性应当至少备有 10 条内裤

男人的衣柜中最起码应备有 10 条左右的内裤，即 1 周 7 天，每天各 1 条，周末晚上额外加 2 条，还有 1 条作为紧急备用。如果是运动量较大的男性，或是经常在户外工作的人，因为出汗量较多，可能更需要多准备一些备用内裤。

3. 不要几条同时洗

某研究机构经过测定，肮脏的内裤中含有粪渣、细菌、沙门氏菌、大肠杆菌等病菌，这些细菌容易引发人体疾病，诸如眼睛充血、皮肤瘙痒等，严重者甚至会造成呼吸困难。所以，内裤在每次穿过之后就应立即清洗，即使只穿一个晚上，也要清洗。即使是通过正确的清洗、晾晒方式，内裤中的细菌也不可能完全被杀死。如果同时洗多条脏内裤，可能会给洗衣机滚筒带来大量的细菌，并通过水质污染其他衣物，进而导致细菌感染。

4. 另一半应及时提醒

调查显示，单身男性往往比已婚男性更不愿意频繁更换内裤。英国一位心理学家称："懒惰的男性穿的内裤会发出一种特有的难闻气味。"而如果有另一半的话，对其保持更换内裤的习惯可起到积极的促进作用，作为丈夫的男性通常会保持勤换内裤的好习惯。

5. 长时间只穿外裤而不穿内裤不科学

这样穿着虽然会感觉很舒适自在，尤其是在炎热的环境中，不少男性只穿一条松松垮垮的沙滩裤，不穿内裤。但是这种做法很不科学，因为它不仅让"走光"的可能性大大提高，同时也让脆弱部位更易受到布料的摩擦。

男性胡子的小秘密

一位社会学教授指出，不常刮胡子的男性比每天刮胡子的男性患病率高。美国一家机构进行过一次关于刮胡子与男性寿命关系的研究，为期20年，最后发现，没有每日刮胡子习惯的男性中有将近45%已经故去，而至少每日刮一次胡子的男性只有3%辞世。专家指出："不常刮胡子者死亡率较高，可能与抽烟或是其他一些社会因素有关，但是也有小部分是受荷尔蒙影响。"可以看出，是否常刮胡子与患病概率有着一定的关系。

刮胡子让男人更性福

刮胡子与性生活息息相关，主要体现在以下三个方面。

1. 不每天刮脸的人性高潮少

最近，某著名杂志上刊登的一篇研究论文认为，不每天刮胡子的男性与那些天天刮胡子的男性相比，性生活频率少，中风的概率也高出70%。英国某大学的研究人员在近20年里一直对2438名中年男子进行追踪调查，发现不常刮胡子者中蓝领工人居多，他们结婚率低，性高潮次数少，睾丸激素水平也低，有些人还会因此罹患心绞痛。教授指出，没有稳定的婚姻生活以及性生活次数少是其中非常重要的原因。

2. 胡子的生长与性激素有关

最早注意到胡子的生长速度与性激素之间有关联性的是一个苏格兰人。他常年在一个偏远的孤岛工作，而当他每次回去见女朋友时，就发现自己的胡子长得特别快。一位性问题咨询专家说，从性心理学的角度来看，这一点确实值得研究。

3. 性爱质量高的人，更注重自己的形象

男人刮胡子主要是个人卫生习惯的问题。男性胡子刮得不勤快，可能反映出他的生活质量较低，所以也不太注意个人形象。而那些性生活质量很高、经常达到性高潮的男人，通常会比较注重外表，尤其注意自己在性伴侣心中的形象，因此他们刮胡子也较为勤快。

刮胡子的正确时间

1. 早晨起床 20 分钟后

早上起床后不要急着刮胡子，否则有可能下午就长出新的胡茬儿了。一般是起床 20 分钟后再刮胡子，可以保持一整天的面部清洁。因为人体在刚起床时，经过一夜的修整，生殖激素处于旺盛状态，胡子生长也较快。而起床后经过 20 分钟左右的消耗，男性体内的雄性激素已经有所下降了，因而胡子的生长速度也慢下来了，此时再刮，就不会很快长出来。

2. 洗澡前不刮

很多男性喜欢在洗澡前刮胡子，其实这样做并不科学。因为在剃须

过程中，皮肤会受到很多肉眼看不到的微创，如果此时马上洗澡，皮肤再受到沐浴液、洗发液以及热水的刺激，更容易发红、疼痛。

3. 运动前后不刮

男性在运动前后最好避免刮胡子，因为身体大量的汗液，会刺激到刚刮过胡子的皮肤，从而产生烧灼感。

刮胡子的正确步骤

1. 洁面

男性在刮胡子之前，应该先清洁面部。因为人体面部存有很多污物及灰尘，如果刮胡刀对皮肤产生刺激，或是轻微地碰伤皮肤，污物就会趁机侵入，从而造成皮肤感染。所以，洁面是刮胡子的第一步。

2. 涂抹剃须膏

洗净脸后，把热毛巾敷在胡须上软化胡须，也可以涂抹软胡须膏。停留片刻后，再涂上剃须膏或皂液，促进刀锋对胡须的切割，以减轻对皮肤的刺激。

3. 绷紧皮肤，顺着胡须纹理走向剃须

剃须时，应绷紧皮肤，减少剃刀在皮肤上运行的阻力，还可有效防止皮肤受伤。同时，要根据胡须的纹理走向以及生长方向的不同，从左至右、从上到下，按照先顺毛孔，再逆毛孔的顺序剃须，让剃须膏有更多的时间柔软短须最硬的部分。另外，顺着纹理剃须能有效减少皮肤发生红肿、疼痛的概率。尤其年纪大或瘦弱之人，皮肤容易起皱褶，此时更要绷紧皮肤，使其保持弹性和支撑力。

4. 温水清洗

剃刮完毕后，先用温水清洗干净，然后用热毛巾擦干，再检查一下

还有没有遗留的胡子茬儿。

剃须过程中有一个地方需要大家注意一下，很多男性都认为把胡须刮得越干净越好。事实上，正是这种行为造成了"剃刀肿块"。所谓的"剃刀肿块"，主要是因为胡须在其毛干离开毛囊之前又穿进了皮肤，或在离开毛囊之后进入了临近的皮肤当中，由此而产生刺激，导致发炎症状或是出现非常疼痛的肿块。而往往是越短的胡子越容易往皮肤里去。因此，剃须时也要注意并不是胡子越短就越好。

谨防办公室污染

　　现代都市上班族朝九晚五，还时不时加班，总体算来，在办公室里的时间比在家里的时间还要多。虽然办公室每天都有人打扫，环境看似也不错，但事实并非如此。空气中飘浮着的大量污染物，诸如甲醛、苯、臭氧等，都来自于办公室中的必备用品，尤其是家具。这些"无形的杀手"无时无刻不在危胁着我们的健康。下面就来具体看一看办公室常见的污染物以及污染源有哪些。

常见的办公室污染物质

1. 甲醛

　　甲醛是一种无色的有害气体，多产生于办公室装修以及大量堆放的纸张中。人体长期接触甲醛很有可能引起鼻腔、口腔、皮肤以及消化道癌症。房屋建筑中的各类木板、家具以及油漆等装饰材料都是其主要来源。

　　实验研究表明：甲醛具有强烈的致癌和促进癌变作用。据资料记载，甲醛对人体健康的影响主要表现在导致嗅觉异常、肺功能异常、肝功能异常等方面。

国家强制性标准规定：密闭门窗 1 个小时后，每立方米的室内空气中，甲醛释放量不得大于 0.08 毫克。一般情况下，室内空气中甲醛浓度达到 0.06 ~ 0.07mg/m³ 时，儿童就会发生轻微气喘；达到 0.1mg/m³ 时，人体就会产生不适感；达到 0.5mg/m³ 时，人体的眼睛、气管将会感到不适，会出现打喷嚏、咳嗽等症状；达到 0.6mg/m³，可引起人体咽喉不适或疼痛；浓度更高时，可引起恶心呕吐、咳嗽胸闷、气喘甚至肺水肿；达到 30mg/m³ 时，会立即致人死亡。

现代办公室中大面积使用的办公桌隔板，其中的板材胶粘剂多是脲醛树脂，这种物质受热后很容易分解出甲醛，由于其释放的周期长，所以毒素可缓慢释放长达十余年之久。办公桌隔板的面积大，数量多，比普通家具对人体的危害性更大。实验研究发现，使用隔板的办公室比不使用隔板的办公室其甲醛浓度至少高了一倍。

另外，办公室中大量堆放的纸张以及书本也会释放出相当含量的甲醛。

2. 苯

苯是一种没有颜色但是具有特殊芳香气味的液体，能与醇、醚、丙酮和四氯化碳互溶，微溶于水。苯易挥发、易燃的特点，使得其蒸气具有非常大的爆炸性。苯的主要来源是建筑装饰中大量使用的化工原料，如涂料等。尤其是在涂料的成膜和固化过程中，其所含有的甲醛、苯类等挥发性物质会逐渐释放，造成污染。

苯对人体的危害性是很大的。根据科学研究发现，苯进入人体内后会引起白细胞减少和血小板减少的变化，这种病变可使骨髓造血功能发生障碍，从而导致再生障碍性贫血。如果吸入苯的时间过久或是程度严重时，人体的造血功能会完全被破坏，从而发生致命的颗粒性白细胞消失症，并引起白血病。

苯还会对人体皮肤以及上呼吸道造成影响。经常接触苯的人，皮肤常常会因为脱脂而变得干燥无光，有的甚至出现过敏性湿疹。另外，常见的喉头水肿、支气管炎及血小板下降等病症也与苯污染超标有着很大的关系。

3. 臭氧

很多上班族往往在刚走进办公室的时候会觉得头晕、恶心，空气特别难闻，很多人以为是电脑辐射的影响，其实，真正造成人体不适的是臭氧。而办公室中的必备品——打印机、复印机是产生臭氧的罪魁祸首。目前的复印机一般都是静电复印，而静电电压非常高，过程中会产生大量的臭氧。如果通风条件不好，办公环境内的臭氧浓度达到一定程度后，就很容易对人体健康产生不良的影响。另外臭氧的化学性质非常活泼，很容易把空气中的氮变成氮氧化物，而氮氧化物累积到一定浓度后又会增加其刺激效应。当室内的臭氧和氮氧化物的浓度达到很高时，人体会感受到一些外来的刺激，诸如嗓子疼痛、眼睛干涩、容易流泪等。所以在复印机、打印机集中使用的空间中，要注意开窗和通风。

根据科学研究发现，臭氧会导致人体呼吸道上皮细胞脂质氧化，期间会产生大量的四烯酸，这种物质会造成人体上呼吸道的炎症病变，所以，人体长期接触相当浓度的臭氧是非常容易引发上呼吸道感染的。尤其是当臭氧浓度达到2ppm时，人体在非常短的时间内就会出现呼吸道刺激症状，比如咳嗽、头疼等。另外，复印机墨粉发热产生的臭氧及有机废气对人体来说，更是一种强致癌物质，它会引发各类癌症和心血管疾病，威胁人体的神经系统，使人出现头晕、头痛、恶心、视力下降、记忆力减退等问题，破坏人体免疫力，促使细胞死亡。人体肌肤也容易出现斑点。孕妇长期处于臭氧浓度较高的环境中，很有可能出现胎儿畸形的情况。

4. 粉尘

复印机在运行过程中，会散发出一种肉眼看不见的粉尘，这种物质含有大量的墨粉和铁粉，人体长期大量吸入这种物质，对肺部健康是非常不利的。粉尘会刺激人体呼吸道，从而引起鼻炎、咽炎、支气管炎等上呼吸道炎症。同时，生产性粉尘还可刺激皮肤，促使皮肤干燥，增加罹患毛囊炎、脓皮病的风险。此外，长期接触生产性粉尘还可能引起其他一些疾病。

5. 电磁辐射

科学研究表明，人体长期置于低强度的电磁辐射中会对中枢神经系统、心血管系统、血液系统、生殖系统和遗传、视觉系统以及肌体免疫功能等方面造成一定程度的损伤。而当这种损害积累到一定程度时，人体就会出现头晕、失眠多梦、烦躁激动、食欲不振、血压不正常、白细胞减少等症状，如果长期遭受电磁波辐射，很有可能引起生育畸形和癌变。

办公室污染源头

1. 吸烟

研究人员经过专门检测：在大约 10 平方米左右的密闭室内，如果

4 个人每人每天吸 10 支香烟，室内二氧化碳的含量就会大大超过规定标准，当二氧化碳的含量达到 5% 左右，人就会出现呼吸困难；而当二氧化碳含量超过 5.5% 时，就可能会产生致命危险。

2. 现代化的办公设备

办公室里的复印机、打印机、传真机、电脑等都是造成室内空气被污染的原因之一，并会造成负离子的缺乏。如复印机在运作过程中，会散发出致人疲劳和使皮肤疼痛的碳氢化合物，有些打印机则会释放出臭氧，从而刺激人的眼睛和呼吸系统。电脑荧光屏中释放的正离子会干扰人体正常的新陈代谢，从而降低人体对疾病的抵抗力。另外，正离子又像磁铁一样，吸引了室内空气中的负离子，使得全室的工作人员都丧失了正常的电离环境。

3. 办公室内装修材料和陈设物品

办公室在装修时使用一些不符合绿色环保要求的装潢材料也会使得办公室内逐渐散发出卤代烃化合物、芳香烃化合物、醛类化合物、酮类及酯类化合物等对人体有害的挥发性气体。另外，办公用具表面的油漆、塑料贮藏箱、油漆刷的墙壁、人造纤维板、硬纸板盒以及一些泡沫绝缘材料制品都有可能会散发出苯酚、甲醛气体。办公室烧坏的荧光灯管会散发多氯联二苯。未经清洗过的空调过滤器会滋生细菌、病毒。

4. 不合理的建筑设计

最常见的有设在大楼地下室的车库，汽车发动所产生的废气常常会顺着楼梯或电梯升降机蔓延至整个大楼内部。还有一些建筑物的进气孔设在出气孔正对面，这样不仅不利于污染气体的排放，还会导致人体对废气的二次吸收，非常不利于人体健康。

5. 清洁剂

清洁剂广泛应用于各种室内环境的清洁，它对于保持良好的卫生环境和审美效果具有非常重要的作用，但是大量的研究也表明，清洁剂在使用的过程中会释放多种挥发性有机物以及氨等刺激性气体，从而影响办公室的空气质量以及清洁人员、室内工作人员的健康，也是常见的导致不良建筑综合征的污染源之一。清洁剂对人体产生的影响主要在呼吸系统方面，因为醛、酮、有机酸及有机气溶胶等刺激性物质占主导，所以，经常过量使用清洁剂会造成人体哮喘、呼吸不畅等呼吸系统疾病。

6. 香水

办公室里美女"香"艳未必是一件好事。香水从某种程度上说是一种化学制剂，其主要成分为香精和酒精，而香精多半是由化学合成香料和天然香料按一定比例组合而成的。对于那些对香味过敏的人来说，常常会因此出现一些不适症状，包括头痛、头晕、流泪、皮疹、嗓子疼痛，甚至胸闷等。而劣质香水很有可能含让香味持久的磷苯二甲酸酯，研究发现，磷苯二甲酸酯会让雄性生物出现雌性化倾向，同时导致精子活动力变低乃至死亡，目前已经成为导致男性精子死亡的杀手之一。另外，一项针对环境健康观察的检测报告也指出，孕妇过量使用劣质香水，会导致尿液中的磷苯二甲酸酯升高，从而增大男婴出现隐睾症的概率。

对抗办公室污染的饮食处方

现代化的办公设备在带给我们方便和快捷的同时，也埋下了很多的健康隐患，对于这些隐患，我们没有办法避免，但营养学家指出，某些特定的食物在一定程度上可以有效对抗办公室中的污染"元凶"。另外，还要养成锻炼的习惯，提高组织抵抗力，把办公室污染的危害减到最小。

1. 牛奶

牛奶中含有的蛋白质成分能与人体中的铅结合成可溶性化合物，不仅可以有效阻止人体对铅的吸收，还能促进铅的排泄。其中的钙离子也可以抗铅，帮助排解人体摄入的铅，有助于降低人体血液中金属铅的浓度。

2. 胡萝卜

胡萝卜中含有的胡萝卜素可以在人体中转化为维生素 A，从而增加人体的抗辐射、抗氧化功能。鸡、鹅、猪、鸭肝，以及各种蛋的蛋黄也富含维生素 A。同时胡萝卜中的大量果胶能与积存于体内的汞结合，从而有效降低血液中汞离子的浓度，加快汞元素的排出。一般情况下，蔬菜和水果的黄、绿颜色较深时，胡萝卜素的含量也比较高。

3. 黑木耳

黑木耳含有大量的植物胶质，对于通过消化道进入人体，会造成人体肾脏损伤以及相关的骨骼疾病的镉具有很强的吸附作用，能使其排出体外。

4. 海带

海带多糖是海带中非常重要的生物活性成分，研究发现，海带多糖具有良好的抗辐射和提高人体免疫力的功效。

5. 猪血

猪血被称为人体的"清洁剂"。猪血的血浆蛋白经过胃酸和消化酶分解后，会产生一种可解毒、滑肠的物质。这种物质能与存积在人体中的粉尘以及有害金属微粒发生反应，从而变成不被人体吸收的废物，排出体外。除此之外，猪血具有良好的抗癌作用，尤其是猪血中的微量元素——钴，可减慢恶性肿瘤的生长速度。而从猪血中分离出一种名为"创伤激素"的物质，对于坏死和受损的细胞具有很好的清除作用，并促进受伤组织痊愈和恢复功能。鸡血、鸭血也具有同样的作用。

有效降低办公室污染的方法

面对如此严峻的办公室污染，我们可以采用一些化学类产品来改善及减少气味。常见的有空气净化器、甲醛捕捉剂、光触媒等。

在所有的治理装修污染的产品中，空气净化器的效率是最高的。它能够有效清除挥发到空气中的刺激味道，但是由于其不能解决污染源的问题，无法从根本上解决问题，所以局限性显而易见。换句话说，空气净化器在开机时，用处很大，关机则无用。

甲醛捕捉剂主要是针对残留于装潢材料中的甲醛进行反应，是一种无色无毒的透明水溶液，持续时间较长，对于室内甲醛的清除效果非常明显。

光触媒是一种涂料的添加剂，也就是说，将光触媒添入涂料中，搅拌均匀，粉刷，可以有效消解室内的甲醛以及苯、氢等多种有害物质。光触媒多用于装修施工时。

　　除了上述所说的化学产品之外，还有一些绿色植物也同样具有净化空气的作用。常见的有吊兰、虎尾兰、龙舌兰等。据研究发现，将吊兰置于 8～10 平方米的室内，在 24 小时之内可有效杀灭将近 80% 的有害物质，其中对甲醛的吸收率为 86%。除此之外，虎尾兰、龙舌兰杀灭空气中有害物质的能力也丝毫不逊色于吊兰。龙舌兰对苯的吸收率为 70%，对甲醛的吸收率为 50%。

服用壮阳药酒需谨慎

一提到男人的健康问题，性能力是绝不能缺的话题。良好的性能力，是男人的"骄傲"。然而如今阳痿、早泄等男性问题，越来越困扰广大的男性朋友们。男人如何补肾壮阳防男性疾病呢？下面专家就教您如何自制补肾壮阳药酒。

正确泡制药酒的注意事项

生活中具有补肾壮阳功效的食物、药物很多，但不是每一种都适合用来泡制药酒。那么，怎么正确地泡制补肾壮阳的药酒？在泡制的过程中又有哪些事项？下面我们就一起来了解一下。

1. 选择真正的纯粮食酒

酒的选用是药酒泡制最为关键的一步。目前市场上很多打折纯粮酿造旗号的白酒其实都是用食用酒精加上香料、甜蜜素和水勾兑而成的。这两种酒最大的不同在于，纯粮酿造酒是天然发酵酿造而成，含有多种对人体有益的天然物质，而这些天然形成的物质会和药材发生反应，进而产生神奇的保健医疗作用，而食用酒精勾兑酒的添加成分本身对人体就不是很好，用来泡药酒更会影响和破坏药材的功效。一旦选择酒精勾兑酒当泡酒，再好的药材也会大打折扣，甚至起到反作用。因此，泡药酒一定要选用纯粮酿造的酒，好药材配好酒，才能达到药酒最大的功效。

2. 注意白酒度数的选择

泡制药酒一般采用含酒精量在 50～60 度的优质纯粮食白酒。从中药材分析，不论中草药，还是动物药材，都含有水分，以及或多或少的细菌和病菌，因此，只有稍高度数的酒才能杀死细菌和病菌。另外，药材水分的渗出会稀释酒精度，所以选择度数偏高一些的酒更合适的。另外，酒度数低也不利于中药材中有效成分的溶出，从而影响治疗和保健效果。最后，从保质角度来看，低度酒，再加上药材的稀释，使得药酒中含水量过高，不利于长时间保存。而且随着时间的推移，酒的度数也会下降。所以选用 50～60 度的酒用来泡酒比较好。

3. 不要选择塑料桶装酒

市场上有很多塑料大桶酒，尤其是高度酒，这其实是很不好的。一定要选择陶坛或者玻璃瓶装酒，切记不能用 PET 塑料桶。因为酒具有腐蚀作用，尤其是高度白酒，长时间和塑料桶接触，白酒腐蚀塑料，酒中容易融入一些塑料桶的成分，所以，为了安全起见，最好不要用塑料桶装酒泡酒。

4. 药材的选用和处理

动物药材，首先应去除内脏和污物，毒蛇要去头，然后清水洗净，再用火炉或者烤箱烘烤，以达到除水灭菌的效果。植物药材，则要尽可能地除去泥污和杂质，阴干后使用，以保持药材的药力。

5. 容器的选择

陶坛和玻璃器皿都是比较理想前泡药酒容器，而陶坛又比玻璃器皿更适合存酒放酒。古时候存酒、熬制中药都是用陶器，可以促进酒的老熟。不要选用塑料和金属器皿泡制药酒，塑料和金属中容易释放出有毒物质，或者产生一些毒化反应，影响药酒的功效。

服用药酒需注意

药酒是药不是酒，是用来治疗疾病的，首先应该明白这一点。药酒包含有酒和药物的双重功效，其中中药多为补虚扶正、调和气血、平衡人体阴阳的；酒能行血脉、通经络，二者融为一体，相得益彰。另外，酒不仅有活血通瘀的药用价值，且其化学构成可以把药材中脂溶性、水溶性的有效成分全部溶出，最大程度地提高药效。所以，身体没病最好不要服用药酒，尤其是青少年。确实想饮用药酒的人最好先咨询医生。

1. 讲究功效

通常药酒分为治疗性药酒和滋补养生性药酒两类，前者有特定的医疗作用，主要是依据医生的处方或经验方配制，有着显著的治疗效果，但服用方法较为严格。市场上常见的药酒以后者为主，一般都具有养生保健的功效，只有少数才能在日常生活中饮用。

2. 不与饭食一同食用

一般情况下不能在吃饭时服药，药酒的服用同样遵守这一规则。吃饭时喝药酒不仅会对消化道产生刺激，还会影响药效的发挥。

3. 服用须有度

与过量服用白酒不同，大量服用药酒的后果与过量服用药品相同，将严重影响身体健康，长此下去无异于慢性自杀。治疗性药酒服用方法最好遵医嘱，滋补养生类药酒的最佳服用量为每天 50 毫升左右。

在购买成品药酒时，除了要熟知各种药酒的功效外，还应根据个人的体质来选择。如气血虚弱的老年人，可以选择一些气血双补的药酒；体态瘦弱者，应适当饮用滋阴、补血、生津的药酒；神疲倦怠、心悸失眠者，选择安神补心的药酒最为适宜。

常见补肾壮阳药酒的配方

1. 益肾明目酒

原料：肉苁蓉、巴戟天、远志、川牛膝、五味子、续断各 35 克，覆盆子 50 克，山萸肉 30 克，醇酒 1000 毫升。

做法：将上药共捣为粗末，用白夏布袋盛，置于净坛中，注酒浸之密封口，春夏 5 日，秋冬 7 日，然后添冷开水 1000 毫升，和均备用。每日早、晚各 1 次，每次空腹温饮服 10～15 毫升。

保健功效：益肾补肝，养心，聪耳明目，悦容颜。适用于肝肾虚损、耳聋目昏、腰酸腿困、神疲力衰等。

2. 淫羊藿苁蓉酒

原料：肉苁蓉 50 克，淫羊藿 100 克，白酒（或米酒）1000 毫升。

做法：将上药加工碎，浸入酒中，封盖，置阴凉处，每日摇晃数下，7 天后开封即可饮用。每日 3 次，每次饮服 10 ~ 15 毫升。

保健功效：补肾壮阳。适用于肾阳虚之阳痿、宫寒不孕、腰膝酸痛等。

3. 鹿龄集酒

原料：肉苁蓉 20 克，人参、熟地各 15 克，海马、鹿茸各 10 克，白酒 1000 毫升。

做法：将人参、鹿茸研为粗末，再与其他药物一起用白酒浸泡 1 个月，即可饮用。每日早、晚各 1 次，每次空腹温饮服 10 毫升。

保健功效：益气补血，补肾壮阳。适用于气虚及肾阳虚出现的腰膝酸软、性功能衰退、耳鸣，或由于肾阳虚而致的男性不育症。此方能明显地提高人体的体液免疫和细胞免疫功能，并且对骨髓造血的功能有一定的促进作用。不过需要注意的是，感冒发热、高血压等患者忌服。

4. 刘明汉补肾生精酒

原料：肉苁蓉 50 克，淫羊藿 125 克，锁阳、巴戟天、黄芪、熟地各 62 克，枣皮、制附片、肉桂、当归各 22 克，枸杞、桑葚、菟丝子各 34 克，韭菜子、车前子各 16 克，甘草 25 克，白酒 2500 毫升。

做法：将上药加工碎，装入绢布袋，扎紧口，放入坛内，倒入白酒，加盖密封，置阴凉处。7 ~ 15 天后开封，取去药袋，过滤澄清既成。每日 3 次，每次 25 ~ 50 毫升，饭前就菜饮服。

保健功效：补肾益精，滋阴壮阳，抗老延年。适用于肾虚阳痿、精子减少、腰酸膝软、四肢无力、耳鸣、眼花等，是治男性不育的良方。健康男性服用，可收保健强身之效。需要注意的是，感冒发热、肝病、胃肠病患者，不宜服用。

5. 鹿茸山药酒

原料：鹿茸 15 克，山药 60 克，白酒 1000 毫升。

做法：将鹿茸、山药与白酒共置容器中，密封浸泡 7 天以上便可服用。每日 3 次，每次饮服 15 ~ 20 毫升。

保健功效：补肾壮阳。适用于性欲减退、阳痿遗精、早泄；肾阳虚弱的遗尿、久泻；再生障碍性贫血及其他贫血。

6. 鹿鞭酒

原料：鹿鞭 1 条，白酒 1000 毫升。

做法：将鹿鞭洗净，温水浸润，去掉内膜，切成细片，装入坛内，注入白酒，密封浸泡 1 个月后服用。每日 2 次，每次 5 ~ 10 毫升。

保健功效：壮身健体，补肾壮阳。一般适用于男性腰膝酸痛、肢体无力、肾阳不足、精血亏虚、阳痿等。

7. 助阳补阳酒

原料：红参 20 克，鹿茸 6 克，白酒 1000 毫升。

做法：将红参、鹿茸蒸软后，放入白酒中，加盖密封，浸泡 15 天即可饮用。每日 2 次，每次饮服 10 ~ 20 毫升。

保健功效：补气壮阳。适用于老人冬季阳虚、畏寒、肢体不温。需要注意的是，夏日不宜饮用，易上火者要慎服或禁服。

8. 海马酒

原料：海马 1 对，白酒 500 毫升。

做法：海马洗净，放入酒罐内，加入白酒，加盖密封，浸泡 15 天即成。每日 3 次，每次 9 毫升。

保健功效：中医认为海马可补肾壮阳，活血化瘀。故海马酒适用于肾阳虚衰引起的阳痿、腰酸膝软、夜尿多、尿频，也可用于各种肿块、肿痛、跌打损伤等。

9. 助阳益寿酒

原料：党参、熟地、枸杞各 20 克，沙苑子、仙灵脾、公丁香各 15 克，远志肉 10 克，广沉香 6 克，荔枝肉 10 个，白酒 1000 毫升。

做法：将上述药物研碎，置于细纱布袋内，与白酒一起倒入瓦坛中，密封。3 日后，稍打开口盖，置于文火上煮 30 分钟，稍冷后加盖密封。21 天后可饮用。每日 2 次，每次空腹饮 10 ~ 20 毫升。

保健功效：补肾壮阳，益肝养精，健脾和胃，延年益寿。适用于脾肾阳虚而见腰膝无力、遗精早泄、气虚少力、面色少华、头昏眼花、食欲不振及便溏泄泻等。需要注意的是，阴虚火旺者慎用。

10. 脾肾两助酒

原料：肉苁蓉、白术、青皮、生地、厚朴、杜仲、破故纸、广陈皮、川椒、巴戟肉、白茯苓、小茴香各 30 克，青盐 15 克，黑豆 60 克，白酒 1500 毫升。

做法：将白术土炒，厚朴、杜仲分别以姜汁炒，破故纸、黑豆分别微炒，广陈皮去净白。上 14 味药共捣为粗末，白夏布或绢袋贮，置净器中，倒入白酒浸泡，封口，春夏 7 日，秋冬 10 日，后开取。每日早、晚空腹温服 1～2 杯。

保健功效：添精益髓、健脾养胃，久服身体健康。适用于脾肾两衰，男子阳痿，女子经血不调、赤白带下。服用期间不要食用牛肉，妇女怀孕时也不宜服用。

11. 锁阳酒

原料：锁阳 30 克，白酒 500 毫升。

做法：将锁阳浸泡在白酒中，7 天后弃药渣，装瓶饮用。每天 2 次，每次 15～20 毫升。

保健功效：益精壮阳，养血强筋。适用于肾虚阳痿、遗精滑泄、腰膝无力、精血不足等。

12. 韭菜子酒

原料：韭菜子 100 克，米酒（或高粱酒）500 毫升。

做法：韭菜子研碎、浸于米酒中，7 天后可饮用，每天 3 次，每次 10 毫升，饭后服。

保健功效：助阳固精。适用于阳痿、遗精、早泄、腰膝冷痛等。

13. 鹿茸酒

原料：嫩鹿茸 6 克，山药片 10 克，白酒 500 毫升。

做法：将嫩鹿茸切片，加山药片装布袋内，置酒中浸泡 7 天，即可饮服。

保健功效：补肾助阳。

14. 菟丝子酒

原料：菟丝子、五味子各 30 克，白酒（或米酒）500 毫升。

做法：将菟丝子、五味子装布袋，置净器中，用白酒浸泡，7 天后弃药渣饮用。每天 2~3 次，每次 20~30 毫升。

保健功效：补肾益精，养肝明目。适用于肝肾不足的目昏、耳鸣、遗精、阳痿、腰膝酸软等。

15. 板栗酒

原料：板栗 500 克，白酒 1500 毫升。

做法：洗净板栗，逐个切口，放入白酒中浸泡，7 天后饮用，每次同房前适量饮用。

保健功效：滋补心脾，补肾助阳。适用于男子阳痿、滑精等。

16. 石燕酒

原料：石燕 2~5 只，高粱酒 1000 毫升，盐、姜、葱、醋各适量。

做法：石燕去毛和内脏，加四味佐料炒熟，用酒浸泡 3 天。

保健功效：添精补髓，壮阳益气。

17. 蛤蚧酒

原料：蛤蚧 1 对，黄酒 500 毫升。

做法：将蛤蚧去头、足、鳞，浸于黄酒中，20 日后可服用。

保健功效：补肾壮阳，平咳止喘。

以上这些药酒都具有良好的补肾壮阳功效。不过专家也提醒：药酒是酒也是药，酒伤肝且是药三分毒，因此，男士在饮用药酒时也要适度、适量，不可盲目长期大量饮用。另外，具体选择哪种补肾壮阳药酒，也要对症，以免带来不利影响。吃药期间，要注意避免药酒与药物发生不良反应。如果不确定所服用的药是否会与药酒发生反应，应暂停饮用药酒，以保身体安全。

男性怎么"睡"才健康

睡眠占了人一天当中三分之一的时间，如果睡不好，相当于你的人生 1/3 不如意。我们都知道要注重睡眠，但并不是所有的人都会有好结果。有人睡了 10 小时，还是像没睡一样；有人失眠了，一遍遍告诫自己"马上睡觉"，却越来越精神。

在现代社会，随着生活压力的加剧和职场竞争的日益激烈，人们越来越多地受到睡眠失调的困扰。据调查，在美国有七千万人深受失眠之苦，在加拿大有约 10% 的人依靠镇静剂或安眠药来睡眠。我国一线城市中 80% 的人忍受着睡眠质量差带来的身体疲劳，50% 的人因睡不好而心情烦躁。"欠睡"是一个全球现象，而作为社会基础的男性，这一问题尤其突出。

然而，人体并不是平白无故就失眠的，很有可能是你沾上了什么坏习惯才导致的。比如周末睡得太晚、工作压力大、睡前猛吃猛喝、饮食过于辛辣油腻、喝大量的咖啡或吸烟；也有可能是身体内部产生病变，甚至是室内空气不清新等影响到睡眠质量。下面我们就来具体分析一下。

睡眠不佳有哪些表现

1. 老做噩梦，睡不踏实

这类人属于营气不足型。整晚都似睡非睡，白天则精神不振、健忘、注意力不集中，有时还会出现心慌。

治疗这种类型的睡眠不佳，主要以养血安神为主，可以多吃些补血的东西，如大枣、阿胶等。也可试试百麦安神饮：取小麦、百合、莲子肉、大枣适量，一起炖服，连炖两次，取汁，随时都能喝。

2. 入睡困难

这类人属于肝郁气滞型，有时胸胁会有胀痛感。

治疗这种类型的睡眠不佳，主要以疏肝解郁为主，多吃小米、牛奶、牡蛎肉、龙眼肉等食物。还要注意调养精神，消除顾虑以及紧张情绪。如果可以，睡前最好用热水泡泡脚。

3. 醒得早，但醒了又睡，迷迷糊糊到天亮，还经常伴有咽干、口干、长痤疮、盗汗的症状

这类人属于营血蕴热型。

治疗这种类型的睡眠不佳，可以按摩内关（三个手指压住手腕，最里面的中心点）、神门（腕关节手掌侧，尺侧腕屈肌腱的桡侧凹陷处）、后溪（第五掌指关节尺侧后方）等穴位，平时多吃藕、槐花、绿豆、薏苡仁、冰糖柚等，用生地黄和冰糖泡水代茶饮也有很好的效果。

4. 时睡时醒

这类人属于脾胃失和型。夜间睡不安稳，同时感到口腻、口淡，有厌食、大便不成形等症状。

治疗这种类型的睡眠不佳，主要以和胃健脾安神为主。可以常吃小米莲子百合粥：将小米、莲子、百合用适量的水熬成粥食用，不仅口感清淡、香甜，还能养心安神，是睡眠不好的调养佳品。

5. 整晚睡不着

这类人多属于心肝火旺型。一般是由恼怒烦闷而生，以更年期女性多见。表现为急躁易怒、目赤口苦、大便干结、舌红苔黄。

治疗这种类型的睡眠不佳，主要以清热泻火为主。有神经衰弱、心悸、失眠、多梦、黑眼圈的女性，可以服食酸枣仁粥：将酸枣仁 50 克捣碎后取汁，用粳米 100 克加汁煮成粥，每晚睡前食用，可养心、安神、敛汗。也可以用玫瑰泡水喝。

食物催眠效果好

1. 水果

过度疲劳而失眠的人，临睡前吃些苹果、香蕉，可抗肌肉疲劳；若把橘橙一类的水果放在枕边，其香味也能促进睡眠。

2. 面包

失眠的时候，吃一点面包，能使人很快平静下来，进入入眠。

3. 小米

小米中色氨酸含量为谷类之首，具有健脾、和胃、安眠等功效。取小米适量，加水煮粥，晚餐食用或睡前食用，可收安眠之效。

4. 鲜藕

藕中含有大量的碳水化合物及丰富的钙、磷、铁等和多种维生素，具有清热、养血、除烦等功效，可治血虚失眠。取鲜藕以文火煨烂，切片后加适量蜂蜜，随意食用，有安神催眠之功效。

5. 灵芝

灵芝具有益气、养心安神、止咳平喘之功效，用于心气虚或气血不足的失眠、心悸、健忘等，有较好的效果。

6. 牛奶

牛奶中含有两种催眠物质：一种是色氨酸，另一种是对生理功能具有调节作用的肽类，可以和中枢神经结合，发挥麻醉、镇痛作用，让人感到全身舒适。因此，临睡前喝上一杯牛奶，可催人熟睡。

催眠食谱

1. 柏子仁炖猪心

原料：柏子仁 15 克，猪心 1 个，盐、料酒、酱油、葱花适量。

做法：把猪心洗干净，切成厚片，同柏子仁放入有适量清水的锅中，加放料酒、盐，在文火上炖至猪心软烂后，加入酱油、葱花即成。佐餐食用。

保健功效：此汤菜有养心安神、润肠通便之功效。可治心血不足所致的心悸不宁、失眠多梦等。

2. 桂圆芡实粥

原料：桂圆、芡实各 25 克，糯米 100 克，酸枣仁 20 克，蜂蜜

20 克。

做法：把糯米、芡实分别洗净，入适量清水锅中，加入桂圆，武火烧开，移文火煮 25 分钟，再加入枣仁，煮 20 分钟，食前调入蜂蜜。分早晚 2 次服食。

保健功效：此粥有健脑益智、益肾固精之功用。可治老年人神经衰弱、智力衰退、肝肾虚亏等。

中医推荐的快速入眠小方法

如果长时间睡眠不足或质量不高，大脑的疲劳就难以恢复，从而对大脑产生一些不良影响，甚至还会影响大脑的功能。本来很聪明的人因为长期的睡眠不足或质量不高变得糊涂起来，很多人更是因此而患上了神经衰弱等疾病。这虽然不是什么大病，但却严重影响着我们的生活质量。下面就为您推荐几个快速入眠的小方法。

1. 把你的卧室变成睡眠天堂

首先，你的卧室必须安静、黑且暗，因为黑暗的环境会促进松果体产生褪黑激素，这种激素正是控制昼夜循环的。用厚重的窗帘隔绝外界光源，借助风扇或者白噪音掩盖恼人的声音。凉爽的温度有助于入眠，所以恒温器也要好好调节。当然，开窗或使用电扇对室内空气循环也有好处。如果室内空气太干燥，也可以使用加湿器。

2. 顺应你的天性

晚上你会比较容易切换到睡眠状态，因为你的身体知道——到睡觉时间了。可以随便做点什么以使心理上做好入睡的准备，读几页书、花个 5~10 分钟打理个人卫生，或者冥想一会都可以。每天按时上床和起床也很重要，即使是在周末也不要随意打破规律。

3. 保证你的床只是用来睡觉

避免在床上工作，如果你希望只把睡觉这件事和你的床联系起来，那么在床上你需要做的事情就是熟睡，而不是整晚"翻烙饼"。

4. 驯服你的胃

无论太饱或者太饿都会干扰睡眠。所以，别在临睡前吃大餐，也别饥肠辘辘的上床。另一方面，如果你躺下的时候胃里还是塞得满满当当，那么胃酸会回流进食道。如果真的很饿，吃些富含碳水化合物的小点心，可以触发大脑血清素的释放，有助放松身心。可以试试全麦饼干或者一碗麦片，搭配牛奶，这些食物富含氨基酸，同样促进睡眠。

5. 警惕咖啡因

每天摄入过量的咖啡因，即使不在睡眠时间发挥影响，也会导致睡眠不规律。人到中年，新陈代谢变慢，咖啡因滞留人体的时间就更长，甚至超多10个小时。睡觉前6小时最多只能来2杯茶或咖啡或可乐。如果这样还不行，那就把咖啡因戒了。

6. 累了就睡

事情其实很简单：如果你的身体觉得累了，那么入睡就很容易了。斯坦福大学医学院的一项研究，要求一组年龄在50～76岁之间有睡眠障碍的受测人员，做一个半小时的中等强度的锻炼，每周进行4次。相较于情况类似而没有参加运动的其他受测小组成员，参加运动的成员每晚的平均睡眠时间增加了1个小时，入睡时间则更少，短暂睡眠的时间更短，而且根据报告，睡眠质量有整体提高。户外运动尤其有效，能够巩固人体生物节律。

7. 冲个澡

临睡前 1~2 小时来个热水澡。当你离开浴盆后，体温会逐渐下降，这也令你感到疲倦。不过，别临睡才洗，那会使人兴奋，反而睡不着。

8. 回归自然

临睡前一杯甘菊茶可以帮助放松精神。如果你愿意尝试下缬草，建议控制在每天平均 2~3 克。但是不要和酒精以及刺激性药物混合使用。想象自己现在正处于森林中，呼吸着新鲜的氧气，感受大自然的美妙，会更容易沉静下来，轻松入眠。

9. 不要勉强入睡

如果经过了半个小时还不能入睡，也不必躺在床上暗自神伤。干脆做点别的事情轻松一下，可以听点舒缓的音乐或者浏览杂志，或者来杯温牛奶。

10. 买张好床

床不能太软，那会导致睡姿不正，引发肌肉僵硬和背部问题。如果你起床的时候床垫凹下去一块，那么这张床就太软了。如果你的床垫"服役"年龄超过 10 年了，那就换张硬度舒适的吧。

满足睡眠的 4 种需要，增加深睡比例

我们的睡眠大致包括浅睡、深睡、做梦三个阶段，分别占睡眠时间的 47%~60%、13%~23%、20%~25%。睡眠时通常以浅睡－深睡－

做梦－浅睡－深睡－做梦的形式循环出现，一夜之中做梦阶段大约出现4～5次。其中，深睡眠阶段对整个睡眠质量起决定性作用。

"深睡眠"是人体睡得最熟、最香的阶段，此时体内的各种新陈代谢速度将明显增加，人体免疫功能、受损细胞及神经系统进行正常修复，并加速脑组织蛋白的合成和消耗物质的补充。据研究，30分钟的深睡相当于4个小时的正常睡眠。浅睡的时间再长也不解乏。

就睡眠质量而言，睡眠阶段比例比时间更重要。以睡眠时间6～8小时计算，"深睡眠"时长达到13%～23%，也就是一夜之中"深睡眠"阶段达到1～2小时，才算睡得好。这样一觉醒来，才会感到神清气爽、疲劳全消。

要想达到深度睡眠，需要满足身体的四种需要，下面我们就一起来看看。

1. 器官要求

睡眠时身体器官要安静。如果吃错食物或进食时间不对，胃肠会在不恰当的时候活跃，使神经系统亢奋，就会干扰你的深睡。因此你可以做到：别让肠胃影响睡眠。

（1）加班别误餐。入睡时肠胃最好在刚工作完的状态，所以晚餐最好在睡前4小时完成，而且别吃多了。

（2）晚餐忌辛辣、油腻、产气食物。辛辣食物会造成胃烧灼感和消化不良；油腻食物会延长消化时间，使神经中枢一直处于亢奋状态；产气食物在消化过程中会产生较多的气体，引起腹胀，这些都会妨碍你进入深睡。

（3）夜宵吃早餐食物。如果睡前真的饿了，可以吃你早餐中吃的食物，例如一杯燕麦片、一片果酱面包。

2. 体质要求

体内要阴阳调和，心神才会平静。睡眠质量不高通常是体内阳气过盛、阴气不足导致的。你可以在睡前按摩这些穴位来辅助睡眠。

（1）神门穴。在手掌侧的手腕上，偏向小指一端的凹陷处，两手各一。用拇指指尖垂直按压穴位，每次 3～5 秒，直至产生睡意为止。

（2）大陵穴。手心侧、手腕关节横纹筋正中点的凹陷处。用拇指垂直按压至感到酸痛，持续 3～5 秒，反复 4～5 次。

（3）内关穴。从手腕中央向肘部移动三指，在两根筋中间的凹陷处。用拇指用力按压穴位至感到明显酸胀，持续 3～5 秒，再充分揉 1 分钟。

3. 情绪要求

睡眠时人体情绪要保持平静。如果压力过大，思虑较多，心脏与大脑仍处于兴奋状态中就很难进入睡眠。即使睡着了，也大多在浅睡阶段，因此你在睡前可以做如下准备。

（1）每天睡前做同一件事。翻几页书，做一些舒展运动，不管是哪种方式，坚持下去，从而培养成睡眠的一种仪式，向身体暗示"要睡觉了"。

（2）写睡前清单。可以记下第二天要做的事情，以免睡觉时担心遗忘而焦虑，还可以写下当天的烦心事，当作减压的渠道。

4. 感官要求

睡眠时保持室内空气清新，身体温度、卧具触感要适宜。

（1）室内不要放太多的电器。电磁辐射对人体的安全值在 0～2 之间，很多电器使用时会超过这个数值。例如电视打开时辐射数值是 18；空调是 6；手机接通瞬间是 50。

（2）睡前泡脚。双脚离心脏最远，最容易受凉。热水泡脚后，脚的温度提高了，会让全身都温暖起来，更容易入睡。

（3）卧室里家具不宜过少或过多。家具过少，会增加空气对流，导致睡眠时因为感觉有风而睡眠较浅；家具过多，室内会因为拥挤而缺氧，影响睡眠。

（4）床不要太软。标准是将一个 3000 克的重物放在床垫上，床垫被压下去的凹陷为 1 厘米左右即可。

另外，短时午睡对于放松心情、调节睡眠质量也有很好的作用。越来越多的证据显示，午餐后人体内脏较为活跃，大脑相对平静，因而午睡时大脑很容易进入休息状态，深睡比例较高。而且午睡不仅能帮我们放松心情，还能有效缓解上午接受到的各种压力，是心脏在一天工作中的暂停键。中午小憩片刻，比喝咖啡、喝茶更有助于消除疲劳。

健康的午睡一般在 15～30 分钟。如果午睡的时间超过半个小时，对大脑的抑制过程会加深，造成脑组织中许多毛细血管网暂时关闭，脑血流量相对减少。在这个阶段醒来，被抑制的大脑和关闭的毛细血管尚未开放，大脑就会出现暂时性供血不足，使人感到"越睡越困"，也能达不到减压的目的了。

　　除此之外，入睡困难者通常要服用超短效类药物，这类药物起效快，作用时间短，只有 0.5 ~ 3 小时，服用后会很快入睡，且第二天起床没有酒醉感。睡眠质量差、梦多者可选用短效或中效类药物，对加深慢波睡眠并缩短其时间有一定的作用。